NATHELLA TANUJA
BOLLINI SREEDEVI
T VENKATA REDDY

ESTUDOS EPIDEMIOLÓGICOS E EXPERIMENTAIS SOBRE A ANEMIA INFECCIOSA DAS GALINHAS EM ANDHRA PRADESH

NATHELLA TANUJA
BOLLINI SREEDEVI
T VENKATA REDDY

ESTUDOS EPIDEMIOLÓGICOS E EXPERIMENTAIS SOBRE A ANEMIA INFECCIOSA DAS GALINHAS EM ANDHRA PRADESH

ScienciaScripts

Imprint

Any brand names and product names mentioned in this book are subject to trademark, brand or patent protection and are trademarks or registered trademarks of their respective holders. The use of brand names, product names, common names, trade names, product descriptions etc. even without a particular marking in this work is in no way to be construed to mean that such names may be regarded as unrestricted in respect of trademark and brand protection legislation and could thus be used by anyone.

Cover image: www.ingimage.com

This book is a translation from the original published under ISBN 978-620-3-20264-9.

Publisher:
Sciencia Scripts
is a trademark of
Dodo Books Indian Ocean Ltd., member of the OmniScriptum S.R.L Publishing group
str. A.Russo 15, of. 61, Chisinau-2068, Republic of Moldova Europe
Printed at: see last page
ISBN: 978-620-4-65039-5

Conteúdos

INTRODUÇÃO

Durante as últimas três décadas, tem havido um crescimento espectacular da avicultura. Actualmente, a Índia ocupava 5th posição na produção total de ovos e 18th posição na produção de frangos de carne no mundo. A sua produção total de ovos e galinhas é de cerca de 37.000 e 1000 milhões, respectivamente. Actualmente, a indústria avícola fornece emprego directo / indirecto a mais de 1,6 milhões de pessoas e contribui com mais de 12.000 Rs.12,000 crores para o produto nacional bruto. Andhra Pradesh ocupa a primeira posição na população de aves de capoeira na Índia.

As galinhas estão a sofrer mais stress devido à sobrelotação, vacinação, alterações climáticas adversas e aumento da produção de ovos per capita, etc. Por conseguinte, são mais propensas a várias doenças. Entre elas, a anemia infecciosa das galinhas é uma das importantes doenças emergentes que afectam as galinhas jovens na Índia. A doença (CIA) caracterizou-se por fraco ganho de peso, anemia grave, aplasia da medula óssea, atrofia linfóide generalizada e concomitante imuosupressão. Isto tem sido responsável por consideráveis problemas de saúde e perdas económicas para a indústria avícola. (Bulow and Schat, 1997; Hagood et al., 2000).

Actualmente, mesmo após vacinações regulares, um número considerável de aves está a ser observado como fracos e a morrer devido a várias doenças como MD, RD e IBD, etc. Com base nestas observações, suspeita-se que a infecção pelo vírus da anemia das galinhas possa estar presente na Índia. A razão foi que os avós foram importados dos E.U.A. desde há duas décadas onde a CIA é um problema comum.

Recentemente, numa exploração avícola organizada em Tiurpati, houve um surto onde foram observadas lesões patognomónicas características da CIA. Relatórios semelhantes vieram também de diferentes locais de Andhra Pradesh, resultando em perdas económicas para o criador devido a um fraco ganho de peso e produção, aumento das taxas de mortalidade, falhas de vacinação e custos de tratamento.

Isto justificou a necessidade de determinar o estatuto epidemiológico da doença em

Andhra Pradesh e também de estudar as características do agente causador. Assim, o trabalho foi programado com os seguintes objectivos.

1.   Para estudar a seroprevalência da doença em Andhra Pradesh.

2.   Reproduzir experimentalmente a doença em pintos de um dia de idade a partir de amostras de campo.

3.   Estudar a hematologia e a patogénese da doença.

4.   Demonstrar a morfologia do vírus por electronmicroscopia.

REVISÃO DE LITERATURA

A Anemia Infecciosa da Galinha (CIA) é uma doença viral da galinha jovem caracterizada por anemia aplástica e atrofia linfóide generalizada com uma imunossupressão concomitante. **2.1 HISTÓRIA**

Hemboldt e Frazier (1963) relataram que a síndrome da anemia aplástica hemorrágica (HAS) tem sido um problema recorrente nos frangos comerciais durante vários anos, o que afecta visualmente os frangos jovens em crescimento entre as cinco e as doze semanas de idade, causando anemia, hemorragias musculares e mortalidade variável. Bickford, 1972 e Fadly e Winterfield 1973 também relataram uma síndrome semelhante.

A associação do vírus da hepatite corporal de inclusão, (adenovírus) na HAS da galinha foi sugerida por Fadly e Winterfield (1973). Um agente infeccioso, provavelmente um vírus isolado quando uma suspensão do fígado de aves com hepatite corporal de inclusão foi inoculada na gema de embriões de galinha com quatro dias de SPF, o que revelou os sintomas de anemia concomitante e hemorragias intramusculares.

Rosenberger et al. (1975) sugeriram que a imunossupressão em pintos jovens pelo IBDV pode contribuir para a ocorrência de HAS. Eles opinaram que a falta de imunidade à IBD em bandos de reprodutores estava relacionada com um aumento da susceptibilidade da progenitura à anemia e dermatite.

Yuasa et al. (1979) isolaram pela primeira vez no Japão o vírus da anemia infecciosa das galinhas (CIAV) (estirpe Gifu-1). A Yuasa (1983) conseguiu um grande avanço. Ele mostrou que o CIAV, não se reproduz em nenhuma das culturas convencionais de células monocamadas. Era citopatogénico para culturas de certas - linhas de células de galinhas linfoblastóides, por exemplo, MDCC - MSB1 (MSB1) e pode ser cultivado em laboratório.

Goodwin et al. (1989) isolaram pela primeira vez o vírus parvo como vírus (PVLV) de frangos clinicamente doentes nos Estados Unidos. Relataram que o PVLV induz anemia em galinhas com sinais de palidez, dermatite necrótica, pequena bursa, atrofia do timo, medula óssea pálida e sangue aguado. Este foi o primeiro relato de PVLV induziu anemia em galinhas no hemisfério ocidental.

Na Índia, a doença tem sido suspeita nos principais estados avícolas do país através de sinais clínicos e lesões (Verma et al., 1981, Suresh et al., 1995). Goudar e Arun, (1992) foram da opinião que, a emergência da CIA está a constituir uma grave ameaça para a indústria avícola indiana.

Venugopalan et al. (1994) relataram a prevalência da doença (CIA) em Tamilnadu. Recolheram tecidos (timo, medula óssea, fígado e bursa, etc.) de várias quintas em Tamil Nadu e demonstraram o CIAV através do teste de imunoperoxidase.

Kataria et al. (1999) relataram a existência da CIA em três estados (Tamil Nadu, Maharashtra e Uttar Pradesh) da Índia. Utilizaram a reacção em cadeia da polimerase para a detecção do ADN do CIAV nas amostras clínicas.

2.2 ETIOLOGIA DA DOENÇA

Lukert et al. (1995) relataram que o CIAV é um dos mais pequenos vírus animais com um único ADN encalhado (SS). O vírus foi classificado como um circovírus da família: Circoviridae com base na morfologia e nas características do genoma circular. Actualmente, foi colocado sob um novo género denominado girovírus da família Circoviridae (Todd et al., 2000; Dhama et al., 2002b).

Bulow e Schat (1997) relataram que apenas um serotipo do CIAV é prevalecente em todo o mundo. Não foram reconhecidas diferenças antigénicas entre várias estirpes de CIAV que utilizam anticorpos policlonais.

Um putativo novo serotipo do CIAV isolado de frangos de carne com 17 semanas foi designado como CIAV-7 por Spackman et al. (2002a). Eles concluíram que o vírus tem características patogénicas e físico-químicas semelhantes, mas antigenicamente distintas do CIAV isolado de surtos anteriores. Avaliaram características físico-químicas como estabilidade térmica, tamanho, pH e sensibilidade ao clorofórmio. Com base nestes testes, confirmaram que o CIAV-7 era idêntico ao protótipo de CIAV por características físico-químicas.

2.3 PROPRIEDADES DO VÍRUS

Goryo et al. (1987) relataram que com base na separação do gradiente de densidade, a densidade flutuante do CIAV era de 1,33 - 1,37 gm / ml em gradientes de cloreto de césio. Mais tarde, Gelderbloom et al., 1989 e Todd et al., 1990 também relataram descobertas semelhantes. Mc Nulty et al. (1990) relataram que o tamanho das partículas do CIAV era de 19,1-26,5nm com base na electronmicroscopia. Mais tarde, Todd et al, (1991) também relataram o mesmo. Classens et al. (1991) relataram que o genoma clonado do CIAV foi sequenciado e demonstrou ser constituído por 2319 bases. Mais tarde, Notebon et al. (1991) também relataram descobertas semelhantes.

Yuasa (1992) relatou o efeito dos produtos químicos sobre a infecciosidade do CIAV. Sabão invertido, sabão anfodérico, ortodiclorobenzeno, desinfectante de iodo e hifoclorito de sódio foram completamente eficazes na destruição da infecciosidade do CAV no material hepático a 5% de concentração. O iodo e o hipoclorito de sódio inactivaram completamente o vírus no material de cultura de tecidos quando utilizado a 1% de concentração. O vírus da anemia do frango era resistente aos solventes orgânicos tais como álcool metílico, álcool etílico, acetona e clorofórmio. Presumiu-se que era muito difícil desinfectar o CIAV nas instalações das aves de capoeira.

Taylor (1992) estudou o efeito da acetona sobre a viabilidade da CAA. Os resultados indicaram que a CAA era muito resistente à inactivação por 90% de acetona à temperatura ambiente. Brown et al. (2000) relataram que o genoma CAV de comprimento total foi clonado em vectores plasmídicos de uma forma infecciosa quando transferido para células cultivadas in vitro na Holanda, Japão e Irlanda do Norte.

A antigenicidade da proteína CAV VP3 (apoptin) foi relatada por Cunningham et al. (2001). Para esta proteína CAV VP3 foi clonada e expressa como uma proteína recombinante e avaliada pela sua adequação como reagente de serodiagnóstico. Sugeriram que a VP3 era pouco imunogénica durante a infecção e que baixas concentrações de anticorpos eram mascaradas por reacções não específicas. Assim, VP3 não era adequado para ser utilizado como antigénio em ELISAs.

2.4 EPIDEMIOLOGIA DA ANEMIA INFECCIOSA DAS GALINHAS

2.4.1 Prevalência / incidência e distribuição

O vírus da anemia infecciosa das galinhas parece ser omnipresente em todos os principais países produtores de galinhas do mundo.

Goryo et al. (1987) relataram a incidência da CIA no Japão. Foi observado um surto de infecção por CIA na descendência de pintos derivados dos bandos de reprodutores no Japão. A taxa de mortalidade em pintos entre 12-25 dias de idade foi de cerca de 2,4% a 20,9%.

Mc Nulty et al. (1989) isolaram a CAA de frangos de carne no Texas com uma asa azul ou anemia - dermatite - como a síndrome. Um isolado, designado EF/88/78/276, foi ainda caracterizado e era indistinguível dos isolados de cux-1 e Gifu-1 do CAA através de testes de neutralização cruzada.

Rosenberger e Cloud (1989a) isolaram o CAA de frangos de carne comerciais nos Estados Unidos e o vírus foi caracterizado com base em testes in vivo e in vitro. As características físicas e biológicas do agente e da doença que induziu indicavam as suas semelhanças com o AAC encontrado no Japão e na Europa.

Chettle et al. (1989) relataram que a CIA tinha tido uma quebra em quatro bandos de frangos de carne em Inglaterra. Todos os pintos afectados eram descendentes do mesmo bando de progenitores.

Lucio et al. (1990) isolaram um agente com características antigénicas, físico-químicas e patológicas de CAA de frangos de carne nos Estados Unidos e designado como CIA-1, que tinha uma densidade de 1,36 g/ml.

A CAA foi isolada de bandos de aves de capoeira australianos por Firth e Imai (1990) e descreveram que pode ser transmitida com extractos de fígado e intestino infectados.

Buscaglia et al. (1994) relataram três isolados do CIAV de bandos de frangos de carne com anemia e fraco desempenho na Argentina e foram designados como AIP-1, 2 e 3.

Venugopalan et al. (1994) isolaram o CAV em Tamil Nadu e afirmaram ser a primeira prova notificada de CAV na Índia através do isolamento do vírus e da detecção de antigénios. Estudos sobre características antigénicas e patogénicas sugeriram que, o vírus isolado era semelhante às estirpes de CAV isoladas de galinhas em outras partes do mundo.

Toro et al. (1994) relataram a CIA no Chile pela primeira vez. Isolaram CAV a partir de tecido de timo de 13 frangas de chifre branco de 10 semanas de idade.

Tricia et al. (1997) relataram que frangos de carne e bandos de frangos de carne de criação tinham sintomas de infecção por CAV no laboratório de investigação avícola da Universidade de Arkanas em Setembro de 1992. A análise sequencial de um 186-bp em produto de amplificação PCR revelou que o isolado de Arkanas era muito semelhante ao isolado de Cuxhaven-1.

Zhou et al. (1997) isolaram o CIAV de bandos de frangos de carne com 25-40 dias de idade com anemia e fraco desempenho e a estirpe foi designada SR43. Os antigénios específicos do CIAV puderam ser demonstrados em células MDCC-MSBI infectadas com SR-43, utilizando a PCR. Estas descobertas sugerem e confirmam a presença de CIAV na China.

Kataria et al. (1999) detectaram o CIAV em tecidos de pintos de quatro bandos com sinais de infecção CIA na Índia, utilizando a PCR.

Herdt et al. (2001) relataram que as infecções pelo CIAV eram altamente prevalecentes tanto nos rebanhos de frangos de carne como nos rebanhos de frangos de carne dos países europeus. As suas infecções em frangos de carne estavam associadas ao aumento das condenações dos matadouros.

Três estirpes de CIAV de dez bandos diferentes de frangos de carne doentes e de substituição foram isoladas na linha de células MDCC-MSB1, indicando a endemicidade da CIA no México por Ledesma et al. (2001).

Dhama et al. (2002b) reviram recentemente o estatuto e a investigação sobre a CIA na

Índia e informaram que existe uma necessidade de determinar o estatuto epidemiológico da doença no país e de conceber medidas de controlo eficazes e atempadas para esta doença emergente.

Jungpin et al. (2002) relataram um surto de CIA a partir de uma exploração agrícola com cerca de 5000 camadas, no condado de Pingtung em Taiwan com uma morbilidade de 80% (4000 de 5000) e mortalidade de 55% (2200 de 4000) entre as camadas de nove semanas de idade.

As principais doenças infecciosas das aves de capoeira que ocorreram na Croácia entre 2001 e 2002 foram revistas por Savic et al. (2003). Durante esse período, identificaram um surto de CIA, juntamente com outras infecções bacterianas e virais.

Zead e Mohammed (2003) descreveram o isolamento, identificação, patogenicidade, diagnóstico serológico e patológico do CIAV em dois bandos de frangos de carne de Sharika, Egipto. A infecção experimental de pintos de um - dia de idade para confirmação do diagnóstico revelou lesões hematológicas, serológicas e histopatológicas semelhantes.

Davidson et al. (2004) relataram a presença de infecção pelo CIAV em bandos de aves comerciais em Israel. Recolheu amostras de bandos com ou sem sinais típicos de CIAV e confirmou a doença por PCR.

Aly et al. (2004) relataram síndrome de atrofia associada ao vírus da leucose aviária subgrupo J e CIA em bandos de frangos de carne no Egipto. Verma et al. (2005) confirmaram um surto de CIA numa exploração avícola organizada por PCR na Índia.

2.4.2 Levantamento serológico

Lucio et al. (1990) realizaram um inquérito serológico para a CAA nos Estados Unidos. Foram encontrados anticorpos contra CAA utilizando teste de fluorescência indirecta (IFT) em bandos de frangos de criação e comerciais com idades entre 10 a 78 semanas de Arkanas, Connecticut, Georgia, Kansas, Maine, Michigan, New York e Pennsylvania.

Goodwin et al. (1992a) estimaram títulos de anticorpos para IBDV, vírus da bronquite infecciosa (IBV), NDV e reovírus de pintos com anticorpos CAA. Foram comparados com os títulos de anticorpos das suas contra-partes negativas de anticorpos CAA. Verificaram que não havia diferenças significativas entre os títulos de anticorpos em qualquer idade para qualquer antigénio, com uma excepção que era de 29-32 semanas, os títulos de IBDV eram mais elevados em galinhas com anticorpos CAA. (t = 2,62, df = 142, P < 0,01).

Tantaswasdi et al. (1996) realizaram estudos serológicos para a demonstração da CIA em galinhas comerciais na Tailândia. O vírus da anemia infecciosa das galinhas foi isolado de 22 dos 38 frangos de capoeira de seis bandos afectados. A identificação do vírus foi confirmada por um teste indirecto de anticorpos imunofluorescentes com anti-soro contra CAV.

Zhou et al. (1996) realizaram um inquérito serológico para anticorpos contra o CIAV pelo IFT. Foram encontrados anticorpos contra o CIAV em 79 de 185 soros individuais (42%) de criadores de frangos de carne e frangos de carne, bem como de criadores de camadas e camadas de oito cidades e províncias da China.

Farkas et al. (1998) realizaram um estudo serológico a partir de galinhas, codornizes japonesas, pombos, patos e corvos para demonstração de anticorpos da CIA no Japão. Analisaram amostras de soro colhidas em 211 galinhas, 168 codornizes japonesas, 105 pombos, 113 patos e 116 corvos através de um teste de neutralização do vírus em microescala. Nove dos 13 bandos de frangos (69,2%) foram considerados positivos para CAV, do total de 211 amostras individuais de soro de frango, 127 (60,2%) foram positivos. Foram detectados anticorpos neutralizantes de vírus em 103 das 168 (61,3%) amostras de codorniz. Nenhuma das amostras de pombos, patos e corvos neutralizou o CAV a uma diluição de 1:20. Estes resultados indicaram que as codornizes podem ser um dos hospedeiros de CAV ou vírus tipo CAV no Japão.

Herdt et al. (2001) realizaram um levantamento serológico em rebanhos de progenitores de frangos de carne não vacinados em países europeus. Os resultados indicaram que as infecções por CIAV eram altamente prevalecentes tanto em bandos de progenitores de frangos de carne como de frangos de carne e associadas a um aumento das condenações nos matadouros.

Ledesma et al. (2001) realizaram um inquérito serológico com 580 amostras de soro colhidas em diferentes explorações avícolas em todo o México utilizando o kit comercial ELISA. Observaram uma ampla conversão serológica, indicando que a CIA deveria ser considerada endémica no México.

Chung Hwei et al. (2003) realizaram um estudo serológico sobre a prevalência de anticorpos contra a encefalomielite aviária e a CIA em bandos de frangos de carne e de reprodutores das zonas norte e central de Taiwan. Recolheram 1950 amostras de soro de 195 bandos de frangos de carne distribuídos em 79 explorações agrícolas e 1140 amostras de 114 bandos de frangos de carne em 27 explorações agrícolas. Foram utilizados kits comerciais proflok ELISA (KPL, EUA) para detectar - anticorpos contra a AE e a CIA. As taxas de anticorpos maternos positivos da CIA, tanto em frangos de carne como em pintos de criação, foram inferiores a 50%. A taxa de anticorpos positivos da CIA em reprodutores atingiu 93% entre as 8-16 semanas de idade.

2.4.3 Susceptibilidade à idade

Rosenberger e Cloud (1989b) estudaram os efeitos da idade, rota de exposição e transmissibilidade do CAA . As galinhas SPF foram inoculadas com várias concentrações diferentes de vírus pelas vias intra abdominal, intratraqueal e oral. As aves eram mais susceptíveis a AAC por via intra abdominal, conforme observado por valores de hematócrito reduzidos. Quando as galinhas com FPS foram infectadas com IBDV num dia de idade, permaneceram susceptíveis a CAA até pelo menos 21 dias, enquanto que as que foram inoculadas com CAA sozinhas foram susceptíveis a um - dia de idade apenas.

Hu et al. (1993a) relataram que galinhas embrionariamente bursectomizadas (Ebx) desenvolveram sinais e lesões típicos de CAA quando infectadas com CIA-1 isolado de CIAV aos 21 ou 38 dias de idade. Sugeriram que, a resistência relacionada com a idade à CIA era mediada por anticorpos e não devido ao desaparecimento da célula alvo do CIAV e os dados também sugeriram que as células CD4$^+$ / CD8$^+$, eram os alvos da infecção.

2.4.4 Importância económica da anemia infecciosa das galinhas

A epidemiologia e o impacto económico da infecção por CAV em frangos de carne e criadores de frangos dinamarqueses foi investigada por Jorgensen et al. (1994). Reportaram que a redução da incidência da infecção subclínica por CAV na Dinamarca entre 1991 e 1993 coincidiu com as melhorias na habitação e higiene.

Os efeitos económicos da infecção subclínica por CAA no desempenho dos frangos de carne foram avaliados por McNulty et al. (1991). Os resultados mostraram que a infecção subclínica por CIAV tem um efeito substancial e estatisticamente significativo no desempenho e rentabilidade dos frangos de carne comerciais.

Hagood et al. (2000) realizaram um estudo de caso - controlo para determinar o significado do CIAV como factor de risco associado à doença secundária em frangos de carne comerciais e para identificar o significado das perdas de produção associadas ao CIAV. Relataram que, a detecção do CIAV por si só não estava associada a perdas detectáveis na produção ou no desempenho dos rebanhos.

2.4.5 Co-infecção do vírus da anemia infecciosa das galinhas com outros agentes patogénicos

O vírus da doença bursal infecciosa é considerado de particular importância entre os factores que podem aumentar a gravidade destas síndromes (Rosenberger et al., 1975).

Verma et al. (1981) relataram que surtos de IBD em Andhra Pradesh foram associados a complicações como a doença de Ranikhet, CRD, aspergilose, anemia aplástica e infestações por vermes de fita adesiva.

Bisgard (1983) relatou que os surtos de CIA em bandos de campo estavam sobretudo associados à chamada síndrome hemorrágica com ou sem dermatite concomitante (gangrenosa) mais tarde Engstrom et al., (1984), Yuasa et al., (1987), Chettle et al., (1989) também relataram as descobertas semelhantes.

As hemorragias observadas em galinhas com doença infecciosa bursal podem, na maioria dos casos, ser uma sequela do CIAV em vez da infecção pelo IBDV (Calnek et al., 1997). O vírus IBD foi considerado de particular importância entre os factores que aumentam a gravidade da CIA.

Toro et al. (2000) relataram os efeitos de uma coinfecção simultânea e (ou) subsequente com CAV isolado 10343 e um adenovírus de galinha (FAV) isolado 341 em galinhas leves SPF. A coinfecção simultânea foi conduzida pela via I/M, enquanto que a coinfecção subsequente foi conduzida por via oral. Os resultados sugerem que a susceptibilidade das galinhas à infecção oral por FAV levando à IBH / HPS varia ao longo do curso do CAV - infecção.

Miles et al. (2001) relataram a co-infecção de frangos SPF com MDV e CIAV. Determinaram os efeitos da co-infecção de frangos com CIAV e um isolado muito virulento + MDV. Este isolado VV + MDV consistia em dois patótipos, ou seja, RBIB e 584A. Estas observações revelaram que a coinfecção com CIAV exacerbou a infecção VV MDV, RBIB. A extensão desta exacerbação foi menos evidente quando as aves foram coinfectadas com VV MDV, 584A e CIAV.

Bhardwaj et al. (2003) relataram a coinfecção do CIAV com o reovírus aviário. Detectaram CAV e reovírus aviário por PCR e FAT em vários tecidos de pintos co-infectados experimentalmente.

2.5 EFEITO IMUNOSSUPRESSOR DO VÍRUS DA ANEMIA INFECCIOSA DAS GALINHAS

Mc Nulty et al. (1988) relataram que as aparentes infecções subclínicas (como a CIA) de frangos de carne produzidos comercialmente poderiam resultar num aumento da mortalidade e condenações.

Rosenberger e Cloud (1989b) relataram que as aves afectadas pela CIA se co-infectadas com IBDV, podem desenvolver imunossupressão profunda com maior susceptibilidade a uma vasta gama de agentes patogénicos virais e bacterianos. Cloud et al. (1992) foram também da mesma opinião.

Adair et al. (1991) relataram os efeitos da CAA na produção de linfocinas e transformação linfocitária em galinhas infectadas experimentalmente. A diminuição da transformação linfocitária e a produção de factores de crescimento de células T (TCGF) foram demonstradas aos oito e 15 dias da PI. Os resultados também sugeriram que a infecção por CAA em galinhas jovens poderia produzir uma diminuição dramática da competência imunológica e era susceptível de comprometer seriamente a capacidade das aves de montar uma resposta imunológica bem sucedida aos agentes patogénicos invasores.

O efeito potencial do CAA sozinho ou em combinação com o IBDV no sistema imunitário das galinhas jovens foi estudado por Cloud et al. (1992). Identificaram as subpopulações linfocitárias e as células foram contadas por citometria de fluxo usando suspensões celulares coradas com anticorpos monoclonais (AMC) para panfócitos (K55), células T citotóxicas (CTLA3), células T- helper (CT3), Ia expressando células (P2M 11) e macrófagos. O agente da anemia da galinha induziu uma diminuição substancial mas transitória do valor do hematócrito, da relação timo/peso corporal e da relação bursa/peso corporal entre sete e 21 dias PI correspondente a uma linfocitopenia generalizada no timo, bursa e baço.

Mc Connell et al. (1993) estudaram a produção de IL-1, expressão do receptor FC, fagocitose e actividade bactericida após inoculação de pintos de um dia de idade por via intramuscular com CIAV. Eles opinaram que todas as funções de macrófagos foram reduzidas em CAV - galinhas inoculadas a partir de 14th dias de PI.

Hu et al. (1993b) avaliaram o efeito supressor do CIAV nas subpopulações de linfócitos T in vivo por citometria de fluxo e imunização dupla em secções congeladas. Entre 14 e 21 e 28 dias PI, a percentagem de células positivas CD4, CD8 e CT1 foi significativamente mais baixa em pintos infectados. Aos 28 dias de PI, a percentagem de células $CD4^+$, $CD8^+$ e $CT1^+$ era semelhante em frangos infectados e de controlo.

Bounous et al. (1995) estudaram a imunossupressão e a sinalização intracelular de cálcio em baços de pintos infectados com CL-1 isolado de CAV. A depleção linfóide / atrofia estava presente no timo e na medula óssea por 11 dias PI, e a anemia estava presente por 14 dias PI. O índice médio de estimulação da proliferação linfocitária do grupo inoculado era significativamente inferior ao do grupo de controlo com 11 dias PI. As percentagens de $CD3^+$, $CD4^+$, $CD8^+$ e de células de coloração positiva natural assassinas diminuíram significativamente com 18 e 25 dias PI.

Liu et al. (1995) estudaram as alterações das citocinas e da função imunitária em pintos infectados com CAV. A actividade de IL-2 em linfócitos T do timo e baço foi grandemente diminuída com 7 a 21 dias PI.

Xu e Liu (1995) realizaram estudos para determinar as mudanças nas actividades da Inter Leukin-2, (IL-2), interferon (IFN) e LCR em linfócitos baços e tímicos em pintos. A infecção com CIAV pode produzir uma diminuição dramática na imunoregulação molecular tanto em órgãos imunitários primários como secundários.

Fussel (1998) relatou que a imunossupressão causada pelo CIAV tem custado historicamente à indústria avícola em termos de aumento da mortalidade e diminuição dos factores de desempenho durante a criação.

Mc Namme et al. (1999) relataram que a condronecrose bacteriana com osteomielite se desenvolveu em frangos de carne após exposição ao Staphylococcus aureus por aerossol e inoculação com CAV e IBDV ou CAV apenas e sugeriram que poderia ser devido ao efeito imunossupressor do CAV.

Todd (2000) analisou as ameaças imunossupressoras às espécies aviárias pelo vírus dos circos e também relatou que a associação do vírus dos circos como vírus com doenças relacionadas com deficiências imunológicas de gansos e gaivotas negras do sul.

Zheng e Liu (1996) relataram as alterações nas imunoglobulinas associadas à imunidade humoral local quando pintos de um dia de idade foram infectados com CAV por via intramuscular. O conteúdo de anticorpos de vários fluidos corporais em pintos infectados foi determinado até 49 dias mais tarde. Em comparação com os controlos não infectados, houve diminuição do conteúdo de IgG aos 7-28 dias, IgM aos 7-21 e IgA aos 14-28 dias após a infecção. Concluiu-se que a infecção por CIAV suprime a imunidade humoral local dos pintos.

As mudanças dinâmicas das células produtoras de anticorpos nos tecidos imunitários locais de pintos infectados com CIAV foram descritas por Zheng et al. (1997). Eles relataram que, as células produtoras de anticorpos IgG e IgM em torno do canalículo secretor diminuíram significativamente 14-28 e 21-28 dias de PI, respectivamente, e as células produtoras de IgA - mostraram uma redução transitória 28 dias após a infecção. Concluiu-se que, a infecção de pintos com CIAV pode causar uma redução significativa da função imunológica humoral.

2.6 INFECÇÃO EXPERIMENTAL E PATOGÉNESE

Naqi et al. (1978) descreve a indução experimental da síndrome de anemia aplástica hemorrágica (HAS) em frangos com SPF - branco de perna corneta com um dia de idade, subcutânea e estudou a patogenicidade do IBHV em frangos infectados e não infectados com IBDV. Observaram lesões como hemorragias e dermatites disseminadas por anemia grave após exposição ao IBDV à idade de um dia, seguidas de IBHV inoculado à 36 dias.

Rosenberger e Cloud (1989b) relataram que os frangos de carne comerciais inoculados com 1, 7, 10 e 14 dias de idade por rotas não parentais com CAA ou uma combinação de CAA e IBDV tinham hematócritos médios inferiores a 25, enquanto que as aves não inoculadas permaneciam dentro dos intervalos normais.

Com base no aparecimento de sinais clínicos e lesões, Mc Nulty (1991) relatou que a doença tinha sido denominada de forma diferente como síndrome de anemia - dematite, doença da asa azul e anemia infecciosa e síndrome hemorrágica.

Jeurissen et al. (1992) relataram que após a infecção de galinhas de um dia de idade, o CAV causa um esgotamento completo do córtex tímico no 14º dia. Demonstraram que o CAV induz apoptose de timócitos corticais após infecção in vivo e de linhas de células linfoblastóides após infecção in vitro. Concluiu-se que a apoptose era igualmente um fenómeno importante durante a patogénese do CAV.

Nunonya et al. (1992) estudaram a patogenicidade do CAV isolado em frangos SPF e também observaram que, para além de anomalias funcionais no fígado, foi induzido um estado hipóxico por anemia aplástica e estas alterações patológicas pareciam estar intimamente relacionadas com a causa de morte.

Toro et al. (1997) estudaram a patogenicidade do CAV (isolar 1034) para galinhas jovens e mais velhas. Inocularam pintos de um dia de idade intramuscularmente com o isolado de CAV 10343 e as aves mostraram diminuição do aumento de peso corporal e anemia, particularmente entre os dias 14 e 21 PI. A necrose focal e a degeneração vacuolar no fígado, bem como a apoptose em diferentes órgãos foram mais evidentes nos dias 14 e 21 PI. Os criadores de frangos de carne de dez semanas de idade inoculados intramuscularmente com CAV isolado 10343 mostraram alterações patológicas menos severas do que as alterações mostradas pelos pintos de um dia de idade. Não foi possível detectar qualquer anemia neste grupo e concluíram que o CAV isolado 10343 parece ser particularmente mais virulento.

Dren et al. (2000) estudaram a patogénese da infecção pelo CIAV em galinhas com seis semanas de SPF, após inoculação intramuscular com doses graduais de estirpe de cux-1. Em galinhas de 6 semanas de idade infectadas com altas doses de CAV, viremia e anticorpos VN puderam ser detectados em quatro dias PI e posteriormente, sem descamação do vírus ou transmissão de contacto para as aves sentinela. Sugeriram que a resposta imunológica precoce induzida por doses elevadas de CAV em galinhas de seis semanas de idade previne a replicação viral e a disseminação do vírus.

Foi realizado um estudo comparativo de patogénese com Delros e estirpes CAV-7 do CIAV e em combinação com o IBDV por Spackman et al. (2002b). Relataram que a patogénese do CIAV-7 era semelhante à de Del-Ros com base na doença clínica induzida e nas lesões grosseiras e microscópicas.

Van Santen et al. (2004) estudaram os eventos durante a patogénese da infecção por CAV após a inoculação intramuscular e oral. Utilizaram o isolado de CAV 034876 para a infecção experimental com um dia de idade e concluíram que, em comparação com a via intramuscular de infecção, as galinhas infectadas oralmente não apresentavam sinais aparentes de doença e parâmetros clínicos.

2.7 HEMATOLOGIA, LESÕES E HISTOPATOLOGIA

Yuasa et al. (1979) inocularam os pintos intramuscularmente com CAA ($10^{4.0}$ CID50/ pinto) com um dia de idade. Em 14 dias de PI, tinham anemia grave com valor de hematócrito inferior a 20%, uma contagem de glóbulos vermelhos inferior a 1.000.000 / mm^3 , e uma contagem de glóbulos brancos inferior a 5.000 / mm^3 . A morbilidade foi de 100% e a mortalidade atingiu mais de 50%, por 28 dias PI. As lesões brutas encontradas nos pintos afectados eram sangue aquoso, medula amarela a branca, atrofia do timo e bursa, inchaço e descoloração do fígado e algumas vezes hemorragias em todo o corpo.

Alterações hematológicas em pintos mortos e moribundos induzidas pela CAA foram estudadas por Taniguchi et al. (1982). Relataram que, os pintos inoculados começaram a apresentar anemia e uma queda no peso corporal a partir dos 10 dias de PI. Os eritrócitos e granulócitos policromáticos foram diminuídos no sangue periférico. Pintos macroscopicamente mortos e moribundos revelaram medula amarela, atrofia marcada do timo e bursa Fabricius, descoloração, e inchaço do fígado, baço e rins.

Taniguchi et al. (1983) relataram as observações cronológicas sobre hemato - alterações patológicas em pintos inoculados com CAA. Os pintos inoculados com a estirpe Gifu-1 da CAA no dia da eclosão manifestavam anemia distinta acompanhada de pancitopenia entre 8-20 dias PI. A descoloração da medula óssea e a atrofia do timo começaram a ser observadas seis dias após a inoculação. Na medula óssea, a eritrocitopoiese foi notada inicialmente 16-18 dias após a inoculação, mais tarde seguida de granulopoiese e finalmente hiperplasia transitória. A atlast a medula óssea voltou a um estado normal 32 dias após a inoculação ou tarde. Concluíram que a anemia induzida por CAA era causada pela desordem da formação de células hematopoiéticas na medula óssea.

Bulow et al. (1987) relataram que a imunossupressão química por betametasona ou ciclosporina A também agrega os sinais e lesões.

Goodwin et al. (1991) estabeleceram intervalos de referência de volume celular embalado (PCV) para utilização no diagnóstico de anemia e policitemia em galinhas jovens.

Foram colhidas amostras de sangue de pintos com três a 35 dias de idade SPF leghorn e foram determinados e analisados os VCP's. A definição de anemia nas galinhas variou com a idade. Definiram anemia como um VCP menor ou igual a 23, 25, 26, 28 e 30 por cento para galinhas com 3, 7, 14, 21, 28 e 35 dias, respectivamente.

Goodwin et al. (1992b) compararam os PCV de 3, 7, 14, 21, 28 e 35 dias de idade clinicamente saudáveis sem CAA e os pintos de leghorn SPF com PCV de idade compatível com os pintos de frango de carne clinicamente saudáveis sem CAA. Os PCV dos pintos SPF regrediram significativamente com a idade de forma linear e os PCV dos pintos de frango de carne regrediram significativamente com a idade numa parábola cúbica. Os resultados indicam que os valores de PCV foram mais elevados em pintos de frango de carne do que em pintos com cornos de perna SPF e que os PCVS aumentaram à medida que os pintos envelheciam.

Um estudo histopatológico e imunocitoquímico sequencial da infecção por CAV a um - dia de idade foi realizado por Smyth et al. (1993). As lesões foram detectadas pela primeira vez na medula óssea, timo e baço aos 3-4 dias de PI. Os resultados indicaram que o VAC se reproduz em linfoblastos tímicos, hemocitoblastos intra e extra-senoidais e células reticulares com a consequente depleção linfocítica.

Goryo e Okado (1994) estudaram as alterações histopatológicas em pintos duplamente infectados com CIAV e MDV com um dia de idade e morreram no prazo de 16 dias. Houve hipoplasia de células da medula óssea, alterações nas células hemopoiéticas e atrofia de órgãos linfóides. Os pintos inoculados com ambos os vírus morreram com 1-4 semanas de idade devido a anemia e atrofia linfóide. A maioria dos pintos sobreviveu após a inoculação de cada vírus individualmente.

Liu et al. (1997a) estudaram as alterações imunopatológicas da CIA através da inoculação dos pintos de um dia de idade com o CIAV. Aos 7, 14, 21, 28, 35, 42 e 49 dias após a infecção, os pintos foram sacrificados e foi efectuado um exame post-mortem para determinar a relação entre o peso do timo, bursa Fabricius e massa corporal, que mostrou uma tendência decrescente nas aves afectadas.

Pintos de um dia de idade foram inoculados com CAV para estudar a proliferação de unidades formadoras de colónias - eritróide (CFU-E), CFU - granulócitos / monócitos de medula óssea por Liu et al. (1997b). As CFU-E, CFU-GM foram inibidas do 7º ao 35º dia após a infecção e recuperaram a partir dos 42 dias. A diferenciação das células precursoras hematopoiéticas foi deprimida a partir do 7º ao 21º dia após a infecção. Os valores dos hematócritos, hemoglobina e contagem de glóbulos vermelhos e brancos foram diminuídos, mas o volume corpuscular médio, hemoglobina corpuscular média, concentração corpuscular média de hemoglobina não foram alterados sugerindo que a CIA é uma anemia normocrómica.

2.8 DIAGNÓSTICO DE ANEMIA INFECCIOSA DAS GALINHAS

2.8.1 Testes serológicos

Um ensaio de imunoabsorção enzimática (ELISA) para a detecção de anticorpos para CAA foi desenvolvido por Todd et al. (1990). Foi examinado um total de 388 soros de frango de SPF e bandos comerciais do Reino Unido, Alemanha Ocidental, Estados Unidos e Austrália e obteve-se um acordo de 98,5% entre os resultados do ensaio ELISA e o ensaio de imunofluorescência indirecta. Este ELISA deverá ter aplicação a nível mundial - aplicação em testes de SPF e bandos comerciais de frangos para anticorpos CAA.

Foi realizado um ensaio de imunoabsorção enzimática (ELISA) para a detecção de anticorpos à CIA em frangos de corte, frangos de carne e criadores de frangos de carne (Lucio et al., 1991, Rourke et al., 1994). Relataram que, 2,7% foram considerados como anticorpos positivos.

Hoop e Reece (1991) relataram que, tanto o teste imunofluorescente indirecto como o método de coloração de imunoperoxidase avidina-biotina foram técnicas fiáveis para a demonstração do antigénio CAA em secções de tecido congelado ou fixo de Bouin, embutido em parafina.

Mc Nulty et al. (1991) relataram um método imunofluorescente para a detecção de antigénios CAA em esfregaços de impressão e secções crióticas da medula óssea e tecido do timo das aves infectadas. Os antigénios dos agentes de anemia das galinhas foram detectados utilizando antisera de coelho e de galinha para o vírus. Também desenvolveram um sistema de detecção de biotina - estreptavidina peroxidase para a demonstração de antigénios CAA em formalina fixa, parafina embutida no tecido do timo.

Otaki et al. (1991) fizeram uma comparação entre as sensibilidades do teste de neutralização do vírus (VN), IFT e ELISA para a detecção de anticorpos para CAA. A seroconversão foi detectada pelos três testes nas aves inoculadas a duas ou três semanas PI. Também relataram que, nos soros de campo, o teste VN detectou muito mais positivos do que os testes ELISA e IFT. Os últimos deram frequentemente falsos resultados positivos.

Oito anticorpos monoclonais (MAb's) contra CIAV foram desenvolvidos por Chandratilleke et al. (1991). Todos os MAb reagiram num ELISA directo com antigénio cux-1 tratado com 0,5% de sulfato de sódio dodecilo seguido de extracção com clorofórmio.

Uma comparação do SNT, IFT e IPT para a detecção de anticorpos para CAA foi feita por Chettle et al. (1991). Eles concluíram que o SNT era fiável e sensível, mas caro e podia demorar até três semanas a obter resultados. O IFT era mais barato e exigia apenas um dia para obter resultados, mas não era tão sensível como o SNT na detecção de baixos níveis de anticorpos para CAA. O IPT também era mais barato mas demorava dois dias e exigia mais uma manipulação do que o IFT mas o teste era comparável ao SNT na sua capacidade de detectar baixos níveis de anticorpos.

O anticorpo para CAV foi demonstrado por ensaio imunofluorescente indirecto, tanto em frangos de carne como em camadas de oito cidades na China por Zhou et al. (1996).

Dhama et al. (2002a) padronizaram as técnicas de PCR e de imunofluorescência indirecta. Aplicaram as técnicas para a detecção de CAV - ADN / antigénio respectivamente nas amostras de campo e nos tecidos de pintos infectados experimentalmente. Foram ainda comparadas e avaliadas a eficácia da IIFT e da PCR na detecção do antigénio / ADN CAV, respectivamente. Vários tecidos, nomeadamente, timo, medula óssea, baço, bursa e fígado foram colhidos de pintos infectados experimentalmente com SPF em diferentes intervalos, ou seja, 7, 10, 12, 15, 21 e 28 dias PI. Concluíram que tanto a IIFT como a PCR detectaram efectivamente a infecção por CAV. Contudo, a PCR foi considerada mais sensível do que a IIFT na detecção de infecção por CAV.

2.8.2 Detecção de antigénios CAV por PCR

A detecção directa de ADN CAV em tecidos e soros foi investigada por um ensaio de PCR utilizando um par de iniciadores construídos para amplificar a sequência de codificação do genoma de ADN CAV. (Tham e Wlodek, 1992). A especificidade da PCR foi confirmada pela quimioluminescência e análise de ponto blot dos produtos amplificados.

O ADN do vírus da anemia infecciosa da galinha (CIAV) em culturas de células infectadas e tecidos de galinha foi detectado utilizando um ensaio de PCR por Soine et al. (1993). A sensibilidade do ensaio foi consideravelmente aumentada através da realização de uma reamplificação com primers aninhados. Esta modificação com PCR aninhado permitiu a detecção de uma única molécula de ADN CAV nas amostras de frango.

Allan et al. (1993) desenvolveram um procedimento de hibridização in situ biotinizado para a detecção de CAV. Foi preparada uma sonda de ADN dupla encalhada utilizando PCR e foi biotinilada por tradução de nick.

Hot - start PCR foi capaz de detectar uma única célula infectada com CAV ou concentração de vírus de 10 TCID50 de vírus livre de células (Dren et al., 1994). Isto foi 100 vezes mais sensível do que a PCR descrita por Noteborn et al. (1992).

Hwanwoo et al. (1996) também detectaram CIAV por uma PCR e coloração de imunoperoxidase com um anticorpo monoclonal. Sun et al. (1999) detectaram o CAV por ensaio de hibridação ponto-blot e a PCR em amostras de tecido.

A infecção pelo CIAV nos reprodutores foi confirmada pela hibridação in situ, ELISA e IIFT (Sander et al., 1997). A hibridização in situ, identificou criadores de frangos de carne activamente infectados que eram provavelmente a fonte de infecção para bandos de frangos de carne.

Kataria et al. (1999) e Dhama et al. (2002a) detectaram o CIAV utilizando PCR em vários tecidos (medula óssea, timo, fígado) de pintos infectados. Concluíram que a PCR foi considerada mais sensível do que a IIFT na detecção de infecção por CAV.

Yamaguchi et al. (2000) desenvolveram um método quantitativo para a detecção de CAV utilizando PCR competitiva. O teste foi rápido e altamente reprodutível quando comparado com os métodos convencionais de titulação da infecciosidade. A PCR competitiva foi considerada útil para o estudo da infecção por CAV in vivo e/ou in vitro.

Senthil Kumar et al. (2003) padronizaram uma PCR semi-nested para um diagnóstico rápido e altamente sensível da infecção por CAV. Detectou eficazmente ADN CAV numa variedade de amostras clínicas de galinhas a saber, soros, plasma, tecidos infectados (timo, medula óssea, baço, bursa e fígado) e em culturas de células MSB-1 infectadas. Esta PCR seminestética seria muito útil na detecção das aves portadoras subclínicas infectadas no campo.

Miller et al. (2003) testaram embriões e resíduos de membrana de casca de ovo por PCR aninhada para a detecção de ADN CIAV. O ADN viral podia ser detectado nos discos blasto e o sémen obtido a partir de anticorpos positivos e negativos em galinhas. Os órgãos linfóides e as gónadas tinham a maior incidência de ADN CIAV, que era significativamente diferente da incidência no fígado.

2.8.3 Microscopia electrónica

Mc Nulty et al. (1990) relataram que partículas de CAA negativamente coradas com acetato de uranilo foram detectadas na linha de células MDCC - MSB1 infectadas. Foram detectadas com 26,5 mm de diâmetro. A cápsula do vírus era composta por 32 subunidades estruturais com uma triangulação - número de três. Usando MAb de rato para CAA e uma cabra dourada - etiquetada - antimouse IgG, foram observadas estruturas específicas de CAA por microscopia electrónica de secção fina em células MDCC - MSB1 infectadas e em linfócitos tímicos de pintos infectados experimentalmente. Utilizaram também imunoelectronmicroscopia para a demonstração de CAA utilizando MAb's a CAA com 2% de molibdato de amónio. Observaram partículas de CAA aglomeradas em complexos imunológicos reconhecíveis a 1:100 e 1:1000 diluições de soro.

Goodwin et al. (1991) examinaram sangue de 48 pintos para anemia (PCV) e o plasma foi examinado para detecção de partículas de vírus por microscopia electrónica de transmissão directa (DTEM). Houve acordo entre a ocorrência de anemia e a presença de partículas de vírus CAA no plasma de pintos anémicos.

Jeurissen et al. (1992) realizaram microscopia electrónica de células MDCC-MSB1 e 1104-X5 não infectadas e CAV-cux-1 infectadas. Eles demonstraram que o CAV induz a apoptose de linfócitos corticais (timócitos) após infecção in vivo e de linhas de células linfoblastóides após infecção in vitro.

MATERIAIS E MÉTODOS

3.1   MATERIAIS

3.1.1 Artigos de vidro e de plástico

Os tubos de ensaio utilizados para a recolha de sangue foram embebidos durante a noite em água de teepol e lavados cuidadosamente em água corrente da torneira, seguida de água desionizada e água destilada. Eram secos, embalados e esterilizados em forno de ar quente a 160°C durante uma hora e meia. Para o estudo foram utilizados borosil e marca de cortiça de vidro e analar ou grau garantido de produtos químicos.

Os frascos de plástico para recolha de soro foram lavados de forma semelhante e esterilizados por autoclavagem a 121°C, pressão de 15 libras durante 15 minutos. Foram utilizados os produtos Tarson's Products Pvt. Ltd., artigos de plástico Kolkatta. Para a preparação dos reagentes foi utilizada água destilada em vidro triplo (pH 7,0-7,2).

3.1.2 Pintos

Pintos de um dia de idade com perna branca, machos poedeiros de uma única eclosão foram adquiridos à M/s Balaji Hatcheries Pvt. Ltd., Chittoor. Os pintos foram mantidos no biotério experimental do Departamento de Patologia, Colégio de Ciências Veterinárias, Tirupati, com práticas padrão de gestão e alimentação durante todo o período da experiência. Os pintos de controlo foram mantidos no Departamento de Epidemiologia e Medicina Preventiva, Colégio de Ciências Veterinárias, Tirupati, em condições semelhantes.

3.1.3 Amostras

3.1.3.1 Amostras clínicas

Foi observado um surto suspeito de anemia infecciosa das galinhas numa das explorações avícolas poedeiras organizadas (tamanho de bando de cerca de 23.000) em Tirupati. As aves mostraram sinais de fraqueza, emaciação e palidez da carcaça. Foram também observadas doenças bacterianas e virais secundárias como a cólera aviária, dermatite necrótica e doença infecciosa bursal.

Com base em resultados clínicos e hematológicos, a doença foi suspeita como anemia infecciosa da galinha. Assim, tecidos como medula óssea, timo, bursa, fígado e baço foram recolhidos em 50% de glicerol salino e os mesmos foram utilizados para a reprodução experimental da doença em pintos de um - dia de idade.

3.1.3.2 Amostras de soro

Foi recolhido um total de 375 amostras de soro combinadas de vários bandos de aves de capoeira em Andhra Pradesh, onde se verificaram quebras/falhas de vacinação, em conformidade com o calendário de vacinação regular. O soro de dez aves foi reunido numa única amostra. Foram também recolhidas amostras de soro combinadas de alguns bandos saudáveis como, estação experimental de aves de capoeira, Colégio de Ciências Veterinárias, Tirupati.

Foram também recolhidas amostras de soro da exploração avícola onde se registou um surto de anemia infecciosa das galinhas. Foram recolhidas amostras tanto de frangos de carne como de galinhas poedeiras. As amostras de sangue foram mantidas inclinadas, permitidas a coagular à temperatura ambiente e armazenadas em frigorífico durante uma hora. As amostras foram centrifugadas a 1500 rpm durante 15 minutos para recolher o soro em frascos de plástico e armazenadas a -20°C até serem utilizadas.

As informações relativas à fonte e outros detalhes das amostras recolhidas são apresentadas no Quadro 1. Os dados epidemiológicos relativos às diferentes explorações onde foram recolhidas amostras de soro foram também registados, numa pró-forma (Quadro 2). A pró-forma consistiu na seguinte informação sobre a exploração, como nome da exploração, nome do proprietário, morada, tipo de bando, idade, origem dos pintos, tipo de raça, tamanho actual do bando, sistema de criação, fonte de alimentação, tipo de alimentação, calendário de vacinação, calendário de desparasitação, surtos de doença observados após a vacinação, percentagem de mortalidade, práticas de maneio e dados agroclimáticos, etc.

3.1.4 Anemia infecciosa do frango - kit de teste de anticorpos ELISA

IDEXX - Kit de teste de anticorpos CAV (bochecha de bando) disponível comercialmente (IDEXX

Laboratroies, Westbrook, Maine 04092, EUA) foi adquirido junto da Polchem Hygiene

Laboratórios Pvt. Ltd., Pune. O kit é constituído pelos seguintes componentes

S.No.	Reagente	Volume
1.	Placas revestidas de CAV	5

2.	Anti - CAV : Conjugado de peroxidase de rabanete de cavalo (HRPO) em tampão com estabilizadores de proteínas	50 ml
3.	Controlo negativo : soro de frango não reactivo ao CAV em tampão com estabilizadores de proteínas; conservado com azida de sódio	2 ml
4.	Controlo positivo do CAV; anti CAV em tampão com estabilizadores de proteínas, conservado com azida de sódio	2 ml
5.	Diluente de amostras - tampão com estabilizadores de proteínas, conservado com azida de sódio	235 ml
6.	Tampão fosfato concentrado de lavagem (10%) conservado com gentamicina	235 ml
7.	Substrato TMB	60 ml
8.	Solução de paragem	60 ml

Quadro nº 1 : Detalhes do número de amostras de soro colhidas em vários distritos de Andhra Pradesh com a história das quintas

S. Não.	Nome do Distrito	Nome da quinta	Dimensão total da	Tamanho do	N.º de amostras /	Nº de piscinas	História
1.	Godavari Oriental	Quinta	1,50,000	10,000	100	10	OBR de RD com raposa
		Quinta	1,00,000	5,000	100	10	OBR de RD com raposa
		Fazenda	1,00,000	10,000	100	10	Aparentemente normal e
		Fazenda	50,000	5,000	100	10	Aparentemente normal e
2.	Visakhapatnam	Quinta	1,50,000	20,000	200	20	IBD OBR juntamente com a
		Quinta	1,00,000	10,000	200	20	Lesões RD semelhantes às
		Quinta	50,000	10,000	100	10	Lesões RD semelhantes às
		Fazenda	50,000	5,000	100	10	Lesões RD semelhantes às
3.	Hyderabad	Quinta	2,00,000	5,000	100	10	Lesões RD semelhantes às
		Fazenda	1,50,000	10,000	100	10	IBD como OBR observado
		Fazenda	1,00,000	5,000	100	10	IBD como OBR observado
		Quinta	2,00,000	10,000	200	20	Lesões RD semelhantes às
4.	Ranga Reddy	Quinta	1,50,000	5,000	100	10	IBD como OBR observado
		Fazenda	1,00,000	10,000	100	10	IBD como OBR observado
		Quinta	50,000	5,000	100	10	IBD como OBR observado
5.	Krishna	Quinta	1,00,000	10,000	100	10	IBD como OBR observado
		Quinta	1,00,000	5,000	100	10	IBD como OBR observado
		Fazenda	1,50,000	15,000	150	15	RD como lesões vistas
		Quinta	1,00,000	10,000	100	10	RD como OBR observado
		Quinta	50,000	5,000	100	10	RD como OBR observado
6.	Guntur	Fazenda	2,50,000	10,000	100	10	VVRD como lesões
		Quinta	2,00,000	10,000	100	10	RD como OBR
		Quinta	50,000	5,000	100	10	RD como OBR
		Fazenda	50,000	5,000	100	10	RD como OBR
		Fazenda	1,50,000	150,000	200	20	VVRD como OBR
		Fazenda	1,00,000	10,000	200	20	VVRD como OBR
7.	Chittoor	Fazenda	50,000	5,000	100	10	VVRD como OBR
		Agricultura	50,000	10,000	100	10	VVRD como OBR
		Fazenda organizada Ci	1,50,000	15,000	200	20	IBD como OBR junto com a cólera aviária e a dermatite
		Fazenda	1,00,000	10,000	100	10	RD como OBR
		Quinta	50,000	5,000	100	10	RD como OBR

Quadro nº 2 : Detalhes de vários bandos de aves de capoeira em Andhra Pradesh de onde foram recolhidas amostras de soro

S. Não.	Nome do Distrito	Nome da quinta	Área	Fonte de pintos	Idade	Número total de	Camadas	Frangos de
1.	Godavari Oriental	Quinta	Mandap et	M/s Srinivasa	11 wks	10	T	-
		Quinta	Mandapet	M/s Srinivasa	18th wks	10	T	-
		Fazenda	Anaparti	M/s Srinivasa	13th wks	10	T	-
		Fazenda	Dalipallu	M/s Srinivasa	11/2	10	-	T
2.	Visakh-apatnam	Quinta	Sabbavaram	M/s Srinivasa	10th , 26th e	20	T	-
		Quinta	Rajupalem	M/s Srinivasa	13th , 17th ,	20	T	-
		Quinta	Gopalapatnam	M/s Srinivasa	1	10	-	T
		Fazenda	Rajupalem	M/s Srinivasa	1	10	-	T
3.	Hyderabad	Quinta	G.P. Pally	M/s Venkateswara	48th wk	10	T	-
		Fazenda	Mahabubanagar	M/s Venkateswara	20th wk	20	T	-
		Fazenda	Shamshabad	M/s Venkateswara	1	10	-	T
		Quinta	L.B.Nagar	M/s Venkateswara	11/2	10	-	T
4.	Ranga Reddy	Quinta	Chevella	M/s Venkateswara	15th semana	10	T	-
		Fazenda	Nagarguda	M/s Venkateswara	20th semana	10	T	-
		Quinta	Shabad	M/s Venkateswara	1	10	-	T
5.	Krishna	Quinta	Penamaluru	M/s Venkateswara	18th semana	10	T	-
		Quinta	Nandigama	M/s Venkateswara	30th semana	15	T	-
		Fazenda	Avanigadda	M/s Venkateswara	63rd semana	10	T	-
		Quinta	Challapalli	M/s Venkateswara	1	10	-	T
		Quinta	Vijayawada	M/s Venkateswara	11/2	10	-	T
6.	Guntur	Fazenda	Perecharla	M/s Singh Hatcheries	48th semana	10	T	-
		Quinta	Guntur	M/s Srinivasa	1	10	-	T
		Quinta	Tenali	M/s Srinivasa	20th , 48th ,	20	T	-
		Fazenda	Repalle	M/s Srinivasa	1	10	-	T
		Fazenda	Angalakuduru	M/s Srinivasa	23rd semana	10	T	-
		Fazenda	Pinnapadu	M/s Srinivasa	13th e 18th	10		
7.	Chittoor	Fazenda	Reddigunta	M/s Balaji Hatcheries	20th , 28th ,	20	T	-
		Quinta	Kongaravariaplle	M/s Balaji Hatcheries	1	10	-	T
		Fazenda	Sundaranagar	M/s Balaji Hatcheries	40th semana	10	T	-
		Fazenda	Cherlopalli	M/s Balaji Hatcheries	13th , 18th	20	T	-
		Quinta	Mangalam	M/s Balaji Hatcheries	15th , 23rd	10	-	T

3.2   MÉTODOS

3.2.1 Preparação do inóculo

As amostras combinadas do campo clínico, isto é, fígado, baço, medula óssea, timo e bursa (pesando 2 gms) foram colhidas em argamassa esterilizada e trituradas usando pilão, adicionando lã de vidro esterilizada. O material foi transformado numa suspensão homogénea de 20% por adição de - tampão fosfato salino (PBS). Em seguida, permitiu dois ciclos de congelação e descongelação e clarificação por centrifugação a baixa velocidade (5.000 rpm durante 20 minutos). O sobrenadante foi filtrado com filtros de 220 nm e armazenado a -20°C até à sua utilização.

3.2.2 Hematologia

3.2.2.1 Estimativa do volume de células embaladas, percentagem de hemoglobina e contagem de eritrócitos

O sangue recolhido de seis aves de cada grupo sempre que em heparina foi utilizado para a estimativa do volume de células embaladas (PCV) pelo método do microhaematocrit (Jain, 1986), hemoglobina pelo método de Sahli (Coles, 1986), contagem total de eritrócitos (Nambiar, 1960). O volume de células embaladas era a percentagem do volume total ocupado pelos eritrócitos embalados quando um dado volume conhecido de sangue total era centrifugado a uma velocidade constante durante um determinado período de tempo.

3.2.3 Ensaio de imunoabsorção enzimática (ELISA)

Foi realizado um ensaio de imunoabsorção enzimática indirecta para detectar os níveis de anticorpos do vírus da anemia das galinhas (CAV) utilizando o kit IDEXX - CAV anti-corpo-ELISA (Flock chek). O teste foi realizado de acordo com as instruções. Os reagentes depois de chegarem à temperatura ambiente foram misturados por inversão e rodopio.

3.2.3.1 Preparação de amostras

A.   Amostras de campo

Para a detecção de anticorpos subsequentes à exposição de campo ao CAV, as amostras de soro foram diluídas dez - dobra (1:10) com diluente de amostra antes de serem ensaiadas.

B. **Vacinação**

Para a detecção de níveis elevados de anticorpos (vacinação contra CAV), o soro foi diluído 1:100 dobras de incisão dos infectados.

3.2.3.2 Procedimento

1. A placa revestida com antigénio foi retirada e a posição da amostra foi registada numa folha de trabalho de bochecha do bando.

2. Distribuiu 100 ul de controlo negativo não diluído em poços A_1 e A_2

3. Distribuiu 100 ul de controlo positivo não diluído em poços A_3 e A4.

4. Distribuiu 100 ul de amostra diluída em poços. Todas as amostras devem ser distribuídas em duplicado.

5. Incubado durante 60 minutos à temperatura ambiente.

6. Lavar cada poço com aproximadamente 350 ul de solução de lavagem três a cinco vezes.

7. Dispensados 100 ul de anti CAV : Cavalo - peroxidase de rabanete conjugada em cada poço.

8. Incubado durante 30 minutos à temperatura ambiente.

9. Lavar cada poço com aproximadamente 350 ul de solução de lavagem 3-5 vezes.

10. Distribuiu 100 ul de solução de substrato de TMB em cada poço.

11. Incubado durante 15 minutos à temperatura ambiente.

12. Dispensar 100 ul de solução de paragem em cada poço para parar a reacção.

13. Leitor em branco com ar.

14. Valores de absorvância medidos e registados a 650 nm (A-650).

Interpretação dos resultados

Para que o ensaio seja válido, o valor da densidade óptica de controlo negativo (650 nm) deve ser superior ou igual a 0,60 e a amostra de controlo positivo para a relação negativa (relação S/N) deve ser inferior ou igual a 0,50. A presença ou ausência de anticorpos para CAV é determinada pela relação amostra para negativa (relação S/N) para cada amostra.

Cálculos

$$1. \quad \text{Média de controlo negativo (NCX)} = \frac{\text{Poço}_{A1}(650) + \text{Poço}_{A2}(650)}{2}$$

$$2. \quad \text{Média de controlo positivo (PCX)} = \frac{\text{Poço A3}(650) + \text{Poço A4}(650)}{2}$$

$$3. \quad \text{Relação S/N} = \frac{\text{Amostra A}(650)}{NCX}$$

a. As amostras com rácios S/N superiores a 0,6 foram consideradas negativas dentro dos limites do teste.

b. As amostras com rácios S/N inferiores ou iguais a 0,60 foram consideradas positivas.

3.2.4 Reprodução experimental da galinha - anemia infecciosa

A amostra preparada foi inoculada nos pintos de um - dia - velho chifre de perna macho. Cada pintainho recebeu 0,1 ml de inóculo por via intramuscular. Os pintos foram mantidos em condições isoladas com ração e água ad libitum durante todo o período experimental.

3.2.4.1 Experiência

Um total de pintos de 210 dias de idade foram levados e agrupados em três grupos.

Grupo I -> Setenta dias - os pintos velhos foram inoculados com 0,1 ml de inóculo, por via intramuscular.

Grupo II -> Pintos de setenta dias de idade foram inoculados com 0,1 ml de inóculo juntamente com 0,005 mg de betametasona, uma droga imunossupressora no mesmo dia. Esta betametasona foi administrada durante cinco dias consecutivos.

Foi dada para observar o efeito do medicamento imunossupressor na agregação da doença. Estes pintos foram mantidos em condições isoladas com fornecimento ad libitum de ração e água como o dos pintos do grupo I.

Os pintos do grupo III, com setenta dias de idade, foram inoculados com 0,1 ml de água destilada e mantidos separadamente dos pintos inoculados. Foram alimentados e regados separadamente com pessoal separado, a fim de evitar a transmissão horizontal da doença.

Os pesos do corpo e as amostras de sangue para estimativa dos parâmetros hematológicos foram colhidos aos 7, 10, 12, 14, 18, 21, 24, 28 e 35 dias após a infecção.

Parâmetros hematológicos como o volume de células embaladas, hemoglobina e contagem de glóbulos vermelhos foram estimados a partir das amostras de sangue colhidas em vários dias. Os detalhes da experiência foram apresentados no Quadro 3.

Tabela No. 3 : Desenho experimental

Source of chicks	Grupos	N.º de chicks	Dia do inóculu- lation	Dose de inóculo	Route	Pesos do corpo gravados em	Recolha de amostras de sangue d em	Histo- patology on	Exemplos de amostras para EM em
Balaj i ódio herie sPvt. Ltd., Chitt oou	Grupo I	70	um dia de idade	0,1 ml	Intra - cular iy mus cular	7th d, 10th d, 12th , 14th , 18th , 21st 24th , 28th , 30th e 35th	7th d, 10th d, 12th , 14th , 18th , 21st 24th , 28th , 30th e 35th	2nd , 4th , 6th , 8th , 10th , 12th , 14th , 18th , 21st , 28th e 30th d	12th , 14th e 15th d
	Grupo II	70	um dia - antigo	0,1 ml + 0,005 mg de betamethas um durante 5 dias continuamente	Intra - cular iy mus cular	-do-	-do-	-do-	12th , 14th e 15th d
	Grupo III (controlo)	70	um dia - antigo	0,1 ml de água destilada	Intra - mus cular ly	-do-	-do-	-do-	12th , 14th e 15th d

Foi recolhido sangue de seis aves de cada grupo de cada vez, utilizando a heparina como anticoagulante. A heparina actua como antitrombina ou antitromboplastina. A quantidade de heparina necessária era de 1 mg/5 ml de sangue ou 1500 UI / ml de sangue. A heparina tem o menor efeito no tamanho e hemólise das hemácias. É um anticoagulante natural que ocorre em vários tecidos e se encontra abundantemente no fígado.

Nesta experiência, seis aves de cada grupo foram sacrificadas em 2nd, 4th, 6th, 8th, 10th, 12th, 14th, 18th, 21st, 28 e 30 dias após a inoculação e observadas por alterações patológicas graves. Tecidos como medula óssea, timo, bursa Fabricius, fígado e baço foram também recolhidos e fixados em 10% (dez por cento) formalina neutra tamponada para estudos histopatológicos. Foram desidratados em diferentes - graus de álcoois, limpos com xileno, infiltrados e embutidos em parafina. Os tecidos incrustados foram seccionados com uma espessura de quatro a seis micrómetros. As secções foram coradas com hematoxilina e eosina (coloração H & E). As secções dos tecidos foram codificadas antes da avaliação microscópica para eliminar o viés do examinador. As diferentes alterações observadas nos tecidos foram registadas.

A medula óssea, fígado e plasma foram obtidos de pintos infectados experimentalmente aos 12-15 dias após a infecção. Os tecidos foram homogeneizados e congelados e descongelados duas vezes. As suspensões de tecidos purificados e o plasma foram submetidos a microscopia electrónica para demonstração das partículas do vírus. Os mesmos tecidos acima mencionados foram recolhidos em 50% glicerol - soro fisiológico para preservação do vírus. Os tecidos recolhidos para a preservação do vírus foram armazenados a -20°C

Também foram colhidas amostras de soro de pintos infectados experimentalmente e não inoculados aos 7 dias, 14 dias, 21 dias,28 dias e 35 dias PI. Estes também foram testados com o kit ELISA-anticorpo CAV disponível comercialmente.

3.2.5 Microscopia electrónica

A microscopia electrónica (EM) de amostras suspeitas, a saber, plasma, medula óssea e fígado, foi realizada de acordo com o método descrito por McNutty et al. (1990).

Procedimento

As suspensões de medula óssea e fígado de pintos infectados experimentalmente a 1215 d PI foram utilizadas para microscopia electrónica. Da mesma forma, o plasma de 12-15 dias de pintos pós-infectados também foi utilizado para microscopia electrónica do CIAV.

Uma gota de amostras não diluídas (ou seja, suspensão de medula óssea, suspensão hepática e plasma) foram aplicadas a uma grelha de cobre ligeiramente - celloidina carbonada

- revestida. As grelhas foram mantidas à temperatura ambiente durante 45-60 minutos em câmara húmida. Quando a suspensão tinha secado parcialmente, as grelhas foram lavadas três vezes por imersão em água destilada. Isto tinha a dupla vantagem de remover o material em excesso e de libertar a célula - partícula de vírus associada. O excesso de água era removido ao tocar na grelha para filtrar o papel. Uma pequena gota de 2% de solução de acetato de uranilo (UA) a pH 7,0 foi então aplicada à grelha. Após dez segundos, o excesso de mancha foi removido, tal como descrito anteriormente. As grelhas foram então autorizadas a secar. As grelhas assim preparadas foram imediatamente examinadas sob microscópio electrónico (modelo Hitachi H- 7500) nos Laboratórios Ruska, Rajendra Nagar, Hydeabad. Os micrografos de electrões foram obtidos nos melhores locais.

A ampliação do microscópio electrónico foi calibrada utilizando difracção - grelha. A estrutura de superfície de partículas individuais de vírus foi melhorada através de uma técnica de rotação fotográfica. Foram preparadas impressões de partículas orientadas ao longo de putativas três dobras e cinco eixos de simetria, rodando o papel fotográfico ou através de 120° ou 72° respectivamente, em torno do centro das partículas, usando respectivamente um terço ou um quinto da exposição normal para cada rotação.

3.2.6 Análise estatística

Os dados foram analisados utilizando o teste t de estudante, tal como descrito por Snedecor e Cochran (1994).

RESULTADOS

A prevalência de anticorpos contra a anemia infecciosa das galinhas em bandos de galinhas foi detectada através do ensaio de imunoabsorção enzimática em Andhra Pradesh.

4.1 ENSAIO DE IMUNOABSORÇÃO ENZIMÁTICA PARA DETECÇÃO DE ANTICORPOS CONTRA A ANEMIA INFECCIOSA DAS GALINHAS

O presente estudo foi realizado para conhecer a prevalência de anticorpos contra a anemia infecciosa das galinhas em amostras de soros agrupados recolhidos em vários distritos de Andhra Pradesh.

A presença de anticorpos foi demonstrada utilizando o teste ELISA (laboratórios IDEXX - Kit ELISA de anticorpos CAV). (Fig. 1)

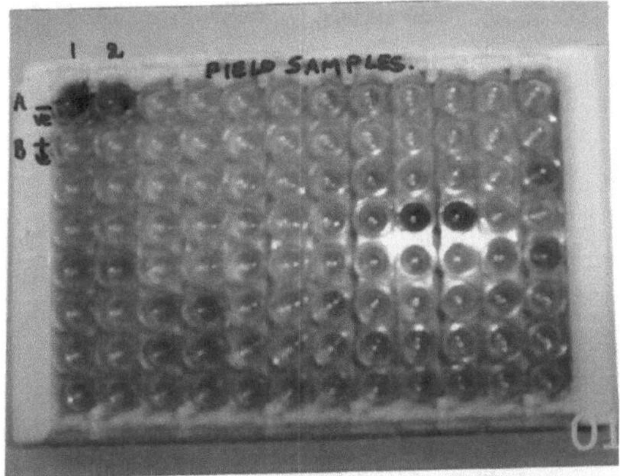

Fig. 1 : Resultados de ELISA para anticorpos CAV em amostras de soro de campo.

4.1.1 A prevalência de anticorpos CAV em vários distritos de Andhra Pradesh

Foi recolhido um total de 375 amostras de soros combinados de diferentes distritos de Andhra Pradesh a saber, Guntur, Krishna, Chittoor, East Godavari, Visakhapatnam, Hyderabad e Ranga Reddy com um historial de falhas de vacinação, tendo sido seguido um calendário de vacinação regular. Assim, um total de 3750 aves individuais foram rastreadas ao longo de Andhra Pradesh.

Entre as 60 amostras de soros agrupados analisados a partir do distrito de Guntur 50 (83,33%) foram consideradas positivas para anticorpos da CIA. Enquanto 70 amostras de soros agrupados analisados do distrito de Chittoor, 75 (92,85%) foram considerados positivos.

Enquanto que em 60 amostras de soros agrupados foram rastreadas do distrito de Visakhapatnam, 58 (96,66%) foram consideradas como positivas. Nos distritos de Hyderabad, Ranga Reddy, Krishna e East Godavari foram rastreadas 50, 30, 55 e 50 amostras combinadas **que** revelaram 49 (98%), 29 (96,66%), 49 (89,09%) e 48 amostras (96%) como positivas **respectivamente**. Os resultados são apresentados no Quadro 4 e na Fig. 2.

Quadro 4 : Prevalência de anemia infecciosa das galinhas em vários distritos de Andhra Pradesh

S.No.	Distrito	N.º de soros agrupados testados	No.positivo por ELISA	Por cento positivo
1.	Hyderabad	50	49	98
2.	Ranga Reddy	30	29	96.66
3.	Visakhapatnam	60	58	96.66
4.	Godavari Oriental	50	48	96
5.	Chittoor	70	65	92.85
6.	Krishna	55	49	89.09
7.	Guntur	60	50	83.33

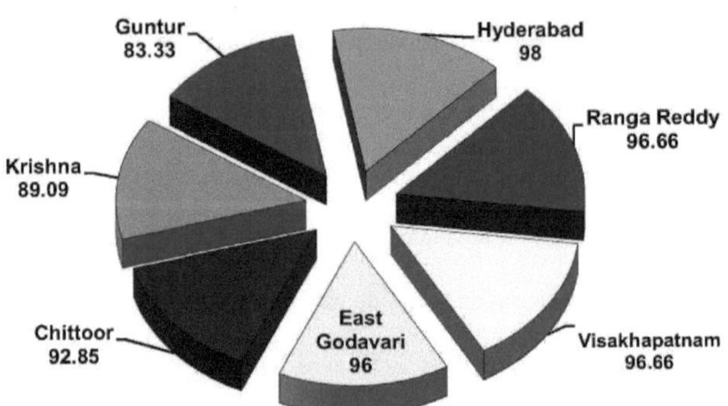

Fig. 2 : Gráfico da prevalência de anemia infecciosa das galinhas em vários **distritos de Andhra Pradesh**

4.1.2. Seroprevalência da anemia infecciosa das galinhas em diferentes regiões do Andhra Pradesh

Dos 70 soros agrupados recolhidos na região de Rayalaseema 65 (92,85%) foram encontrados anticorpos para CAV. Entre os 225 soros agrupados analisados da região costeira, 205 (91,11%) foram considerados como positivos. No caso da Telangana, das 80 amostras de soros combinados analisados, 78 (97,5%) possuíam anticorpos da CIA. Os dados são apresentados no Quadro 5.

Quadro 5 : Prevalência de anemia infecciosa das galinhas em diferentes regiões de Andhra Pradesh

S.No.	Região	N.º de soros agrupados testados	No. positivo por ELISA	Por cento positivo
1.	Rayalaseema	70	65	92.85
2.	Costeira	225	205	91.11
3.	Telangana	80	78	97.5

4.1.3 Seroprevalência da anemia infecciosa das galinhas em poedeiras e frangos de carne

Das 135 amostras de soros agrupados recolhidos de frangos de carne em Andhra Pradesh 128 (94,81%) foram consideradas positivas. Entre 240 amostras de soros agrupados recolhidos de camadas em Andhra Pradesh, 220 (91,66%) foram positivos para anticorpos CAV.

4.2 UMA INVESTIGAÇÃO DO SURTO DE ANEMIA INFECCIOSA DAS GALINHAS

Foi investigado um surto suspeito de anemia infecciosa das galinhas numa das explorações avícolas organizadas em Tirupati. O surto foi observado em bandos de galinhas poedeiras (criadores) com treze semanas de idade, com 23.000 aves. Persistiu durante um período de um mês. Durante o surto, a taxa de morbilidade foi de 90-100% e a taxa de mortalidade foi de 20-30%. As aves mostraram sinais de fraqueza, emaciação, anorexia, palidez de favos e barbilhões (quase esbranquiçados). Durante o exame post-mortem, a carcaça estava gravemente pálida e emaciada. Observou-se também a palidez de todos os órgãos viscerais, atrofia bursal, atrofia tímica. A medula óssea era branca amarelada com consistência gelatinosa, hemorragias subcutâneas e do músculo da coxa, também se observou a aparência de pincel como o músculo da coxa.

Foi recolhido sangue de algumas das aves doentes do mesmo bando afectado. Parâmetros hematológicos como o volume de células embaladas (PCV), hemoglobina (Hb%) e contagem de glóbulos vermelhos (hemácias) foram estimados. Os resultados hematológicos são apresentados no Quadro 6.

Quadro 6 : Descobertas hematológicas de aves doentes na exploração de surtos da CIA

Número da amostra	PCV	Hb%	Contagem de hemácias (Milhões / cmm)
1	27	8.2	4
2	21	6.4	3
3	10.6	3	1.4
4	21	6.4	3
5	9	2.6	0.9
6	18	5.4	2.6
7	18	5.4	2.6
8	19	5	2.2
9	7	1.4	0.5
10	9	2.6	0.9

Com base nos resultados da hematologia, a doença foi provisoriamente diagnosticada como anemia infecciosa da galinha.

Todas as amostras de soro convalescente colhidas na exploração do surto foram positivas para anticorpos CAV pelo teste ELISA. Com base nos resultados do ensaio de imunoabsorção enzimática, o surto foi confirmado como anemia infecciosa da galinha.

4.3 REPRODUÇÃO EXPERIMENTAL DA DOENÇA

Grupo I

Os pintos de um dia foram inoculados com suspensões de tecido e betametasona (uma droga imunossupressora) intramuscularmente.

4.3.1 Sinais clínicos e lesões

Todos os pintos infectados apresentaram uma depressão moderada a grave, anorexia, emasciação e perda de peso (Fig. 3). Estes sinais clínicos eram evidentes por 7-10 dias PI. Lesões macroscópicas como medula óssea branca pálida ou amarelada com consistência gelatinosa, atrofia de timo (Fig. 5) e bursa, palidez e atrofia do baço (Fig. 6), palidez e dilatação do fígado foram observados. Para além destes, foram também observadas hemorragias subcutâneas e musculares (músculos das coxas) (Fig. 4). As lesões foram evidentes até 21-24 dias PI e - baixaram subsequentemente.

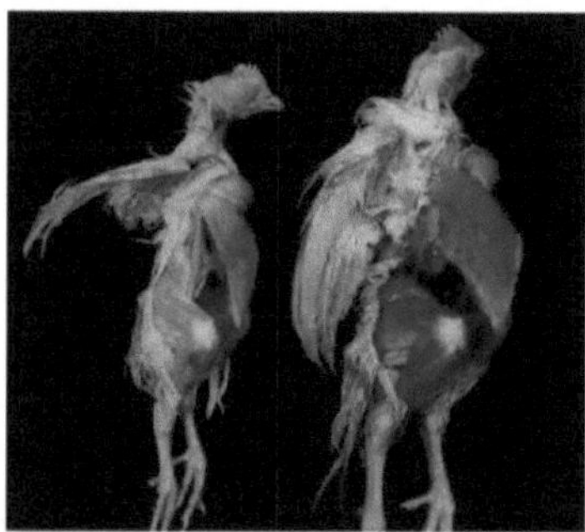

Fig. 3 : Ave que mostra palidez, emaciação e hemorragias musculares após inoculação experimental com homogeneização de tecidos (esquerda); ave de controlo não infectada (direita) parece ser saudável

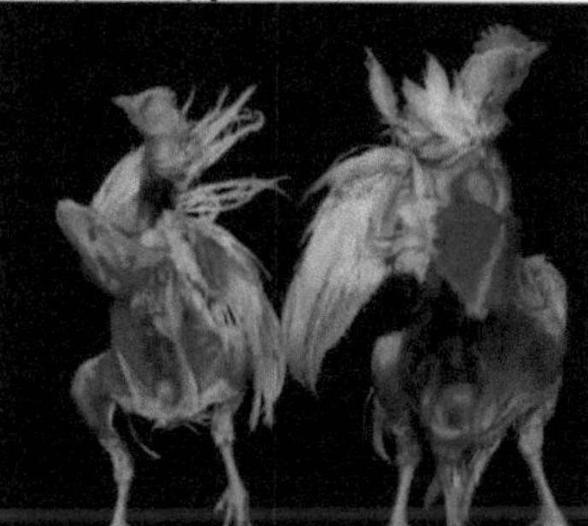

Fig. 4 : Ave experimentalmente infectada mostrando atrofia bursal e salpicos de sangue (esquerda), ave de controlo não infectada não mostrando lesões grosseiras (direita)

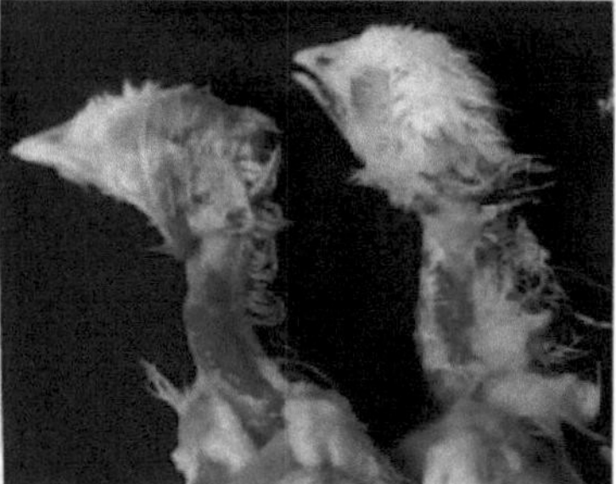

Fig. 5 : Ave infectada com anemia infecciosa das galinhas mostrando atrofia tímica (direita), ave de controlo não infectada com timo normal (esquerda)

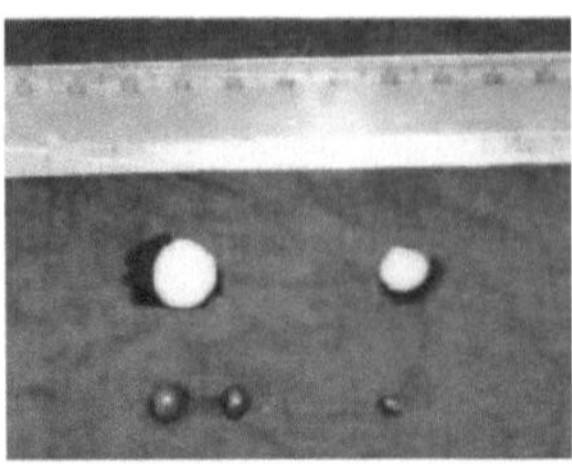

Fig. 6 : Bursa e baço de pintos infectados experimentalmente com atrofia característica (direita), bursa normal e baço de pintos de controlo não infectados (esquerda)

A média dos pesos corporais registados a 7, 10, 12, 14, 18, 21, 24, 28, 30 e 35 dias PI foi de 49,4, 68,2, 79,1, 93,6, 98,0, 113,2, 137,2, 182,5, 200,4 e 225,4 gramas respectivamente (Quadro 7) (Fig. 7). Foi observada uma diferença mais significativa nos pesos do corpo entre 14 e 24 dias PI. A diferença na média dos pesos corporais entre os grupos I e III (controlo) e também entre os grupos I e II foi considerada estatisticamente significativa (t- teste).

Quadro 7: Pesos corporais médios de galinha inoculados experimentalmente com homogeneizados de tecido de anemia infecciosa da galinha

S.No.	Nº de dias de pós-inoculação	Pesos médios do corpo (gramas)		
		Grupo I	Grupo II	Grupo III
1	7	49.4	57.0	69.0
2	10	68.2	76.4	80.2
3	12	79.1	90.8	106.4
4	14	93.6	106.36	120.8
5	18	98.0	120.0	136.0
6	21	113.2	142.5	152.0
7	24	137.5	173.0	188.0
8	28	182.5	210.0	240.0
9	30	200.4	224.4	260.0
10	35	225.4	260.0	300.0

* As diferenças entre os pesos médios dos corpos dos Grupos I e II e dos Grupos I e III foram estatisticamente significativas (t - teste)

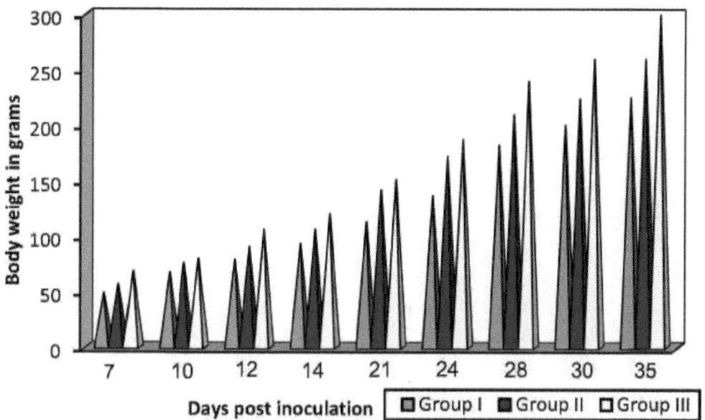

Fig. 7 : Pesos corporais médios de galinha inoculados experimentalmente com homogeneizados de tecido de anemia infecciosa da galinha

4.3.2 Descobertas hematológicas

O valor do hematócrito (PCV) começou a diminuir em sete dias PI e caiu para 14,2 por 24 dias PI. Após as enfermarias, foi detectado um ligeiro aumento do VPC. Foi detectada uma diferença mais significativa nos valores de VPC entre 14 e 24 dias PI. A média dos valores de VPC registados a 7, 10, 12, 14, 18, 21, 24, 28, **30** e 35 dias PI foram 22,8, 21,6, 19,2, 16,8, 16,2, 14,8, 14,2, 15,2, 19,0 e 24 respectivamente (Tabela 8) (Fig. 8). Foi observada uma diferença estatisticamente significativa entre a média dos valores PCV do grupo I e do grupo III (controlo) e dos pintos do grupo I e do grupo II (teste t).

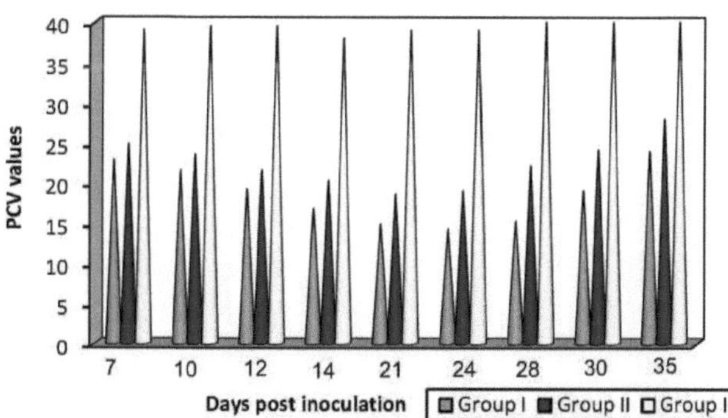

Fig. 8 : Valor médio do volume celular embalado de galinha inoculada experimentalmente com homogeneizados de tecido de anemia infecciosa da galinha

Quadro 8: Valores médios de volume celular embalado de galinha inoculada experimentalmente com homogeneizados de tecido de anemia infecciosa da galinha

S.No.	Nº de dias de pós-inoculação	Valores médios de PCV		
		Grupo I	Grupo II	Grupo III
1	7	22.8	24.8	39.0
2	10	21.6	23.6	39.5
3	12	19.2	21.6	39.5
4	14	16.8	20.3	38
5	18	16.2	19.6	39
6	21	14.8	18.6	39
7	24	14.2	19.0	39
8	28	15.2	22.16	40
9	30	19.0	24.16	40
10	35	240	28.0	40

* As diferenças entre os valores PCV médios do Grupo I e do Grupo II e do Grupo I e do Grupo III foram estatisticamente significativas (t - teste)

As médias das percentagens de hemoglobina registadas aos 7, 10, 12, 14, 18, 21, 24, 28, 30 e 35 dias PI foram 6,2, 6,0, 5,0, 4,4, 3,6, 2,8, 2,0, 3,5, 4,8 e 7,0 respectivamente. (Tabela 9) (Fig. 9). A diminuição máxima das percentagens de **hemoglobina** foi detectada aos 24 dias PI, tendo mais tarde começado a aumentar. As diferenças entre as percentagens de hemoglobina do grupo I e do grupo III (controlo) e dos grupos I e II foram consideradas estatisticamente significativas (teste t).

Fig. 9 : Percentagens médias de hemoglobina de galinha inoculada experimentalmente

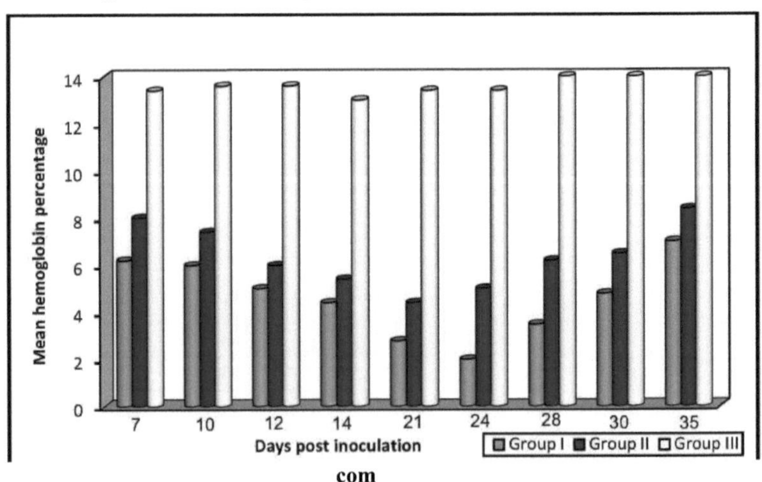

**com
anemia infecciosa dos tecidos
de galinha**

Quadro 9: Percentagens médias de hemoglobina de galinha inoculada experimentalmente com homogeneizados de tecido de anemia infecciosa da galinha

S.No.	Nº de dias de pós-inoculação	Percentagens médias de hemoglobina		
		Grupo I	Grupo II	Grupo III
1	7	6.2	8.0	13.4
2	10	6.0	7.4	13.6
3	12	5.0	6.0	13.6
4	14	4.4	5.4	13.0
5	18	3.6	5.0	13.4
6	21	2.8	4.4	13.4
7	24	2.0	5.0	13.4
8	28	3.5	6.2	14.0
9	30	4.8	6.5	14.0
10	35	7.0	8.4	14.0

* Diferenças entre as percentagens médias de hemoglobina do Grupo I e do Grupo II e do Grupo I

e o Grupo III foram estatisticamente significativos (t - teste).

A média da contagem de glóbulos vermelhos observada aos 7, 10, 12, 14, 18, 21, 24, 28, 30 e 35 dias PI foi de 2,8, 2,5, 1,6, 0,9, 0,82, 0,7, 0,6, 0,81, 1,4 e 2,5 milhões / cmm respectivamente (Tabela 10) & (Fig. 10). Foram observadas diferenças estatisticamente significativas entre a média das contagens de glóbulos vermelhos dos grupos I e III (controlo) e dos pintos dos grupos I e II (t- teste). No grupo I de pintos infectados, foi detectada uma diminuição acentuada dos resultados hematológicos (PCV, Hb e contagem de hemácias) - em comparação com outros grupos infectados (grupo II).

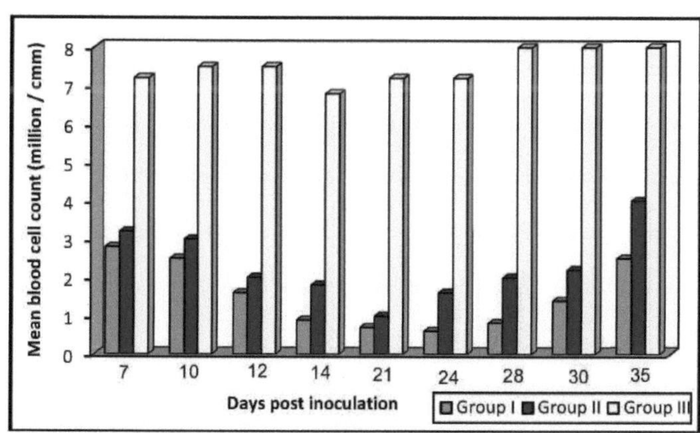

Fig. 10 : Contagem média de glóbulos vermelhos de galinha inoculada experimentalmente com tecido homogeneizados de anemia infecciosa das galinhas

Quadro 10: Contagem média de glóbulos vermelhos de galinha inoculada

43

S.No.	Nº de dias de pós-inoculação	Contagem média de células sanguíneas (milhões / cmm)		
		Grupo I	Grupo II	Grupo III
1	7	2.8	3.2	7.2
2	10	2.5	3.0	7.5
3	12	1.6	2.0	7.5
4	14	0.9	1.8	6.8
5	18	0.82	1.4	7.2
6	21	0.7	1.0	7.2
7	24	0.6	1.6	7.2
8	28	0.816	2.0	8.0
9	30	1.4	2.2	8.0
10	35	2.5	4.0	8.0

As diferenças entre as contagens médias de glóbulos vermelhos do Grupo I e do Grupo II e dos Grupos I e III foram estatisticamente significativas (t - teste)

4.3.3 Estudos histopatológicos

As alterações histopatológicas sequenciais foram estudadas em diferentes órgãos, a saber, medula óssea, timo, bursa, fígado e baço.

4.3.3.1 Medula óssea

Não foram detectadas alterações histológicas na medula óssea até 4 dias PI. Com 6 dias de PI, na maioria das aves incoulated, grandes células degeneradas estavam presentes na periferia de muitos tecidos. Aos 8 dias PI, houve um depleção celular difusa e moderada da medula óssea. Entre 10-16 dias PI, houve um depleção grave de células eritróides e mielóides na medula óssea, que foram ocupadas por tecido adiposo (Fig. 11). Entre 20-28 dias PI, a medula estava hipercelular com evidência de extensa actividade hemopéptica e muitos eritrócitos imaturos estavam presentes. Entre 28-31 dias após a infecção, os eritrócitos maduros abundantes estavam presentes nos seios nasais. Estas células estavam presentes em maior número do que na idade - pássaros de controlo combinados.

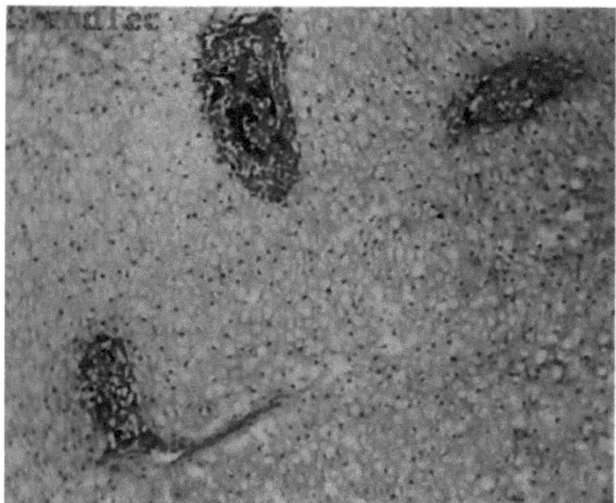

Fig. 11 : Histopatologia da medula óssea de pintos infectados (grupo I) - mostrando hipoplasia da medula óssea com agregação focal de células mononucleares; H & E x 70

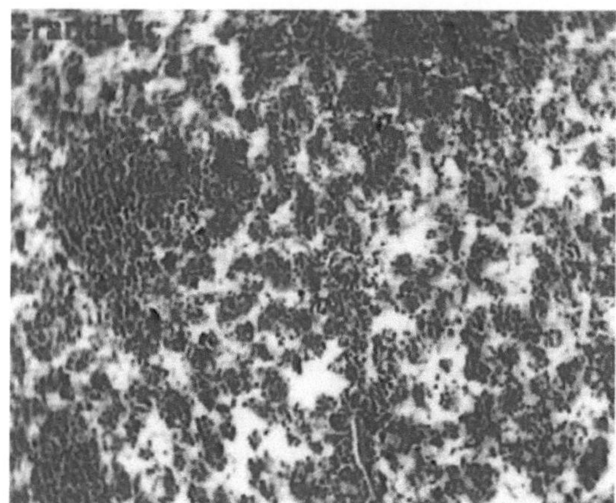

Fig. 12 : Histopatologia da medula óssea dos pintos de controlo - mostrando o aspecto normal da medula óssea com hiper celularidade; H & E x 70

4.3.3.2 Timo

Não houve alterações histológicas no timo antes de 4 dias PI. Aos 4th dias PI, houve um aumento de linfoblastos focalizados no córtex externo do timo em aves inoculadas. Aos 5-6 dias PI, houve uma ligeira depleção linfocitária do córtex em algumas aves. Aos 78 dias PI, houve um acentuado esgotamento linfocitário do córtex, apenas algumas ilhas de linfócitos maduros foram observadas.

Entre 10-16 dias PI, houve um grave esgotamento linfóide do córtex e o córtex era mais parecido com a medula (Fig. 13). Muito poucos linfócitos maduros estavam presentes. Aos 18th e 20th dia PI, havia evidência de alta actividade mitótica no córtex exterior. Progressivamente, mais linfócitos estavam presentes no córtex entre 18 a 26 dias PI.

Posteriormente, a estrutura tímica pareceu normal.

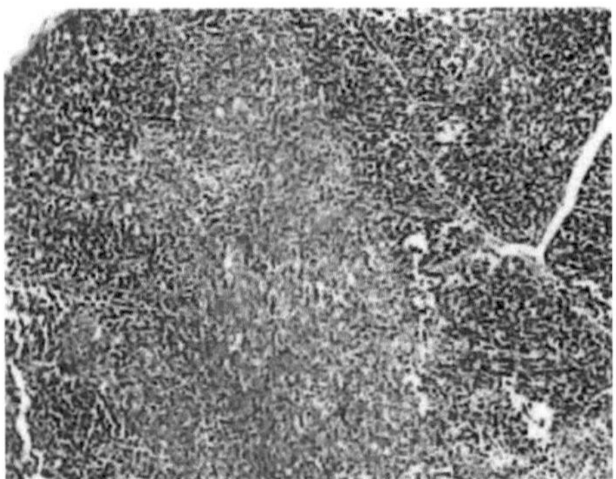

Fig. 13 : Histopatologia do timo de pintos infectados (grupo I) mostrando depleção dos linfócitos tímicos e falta de diferenciação entre córtex e medula, H & E x 70

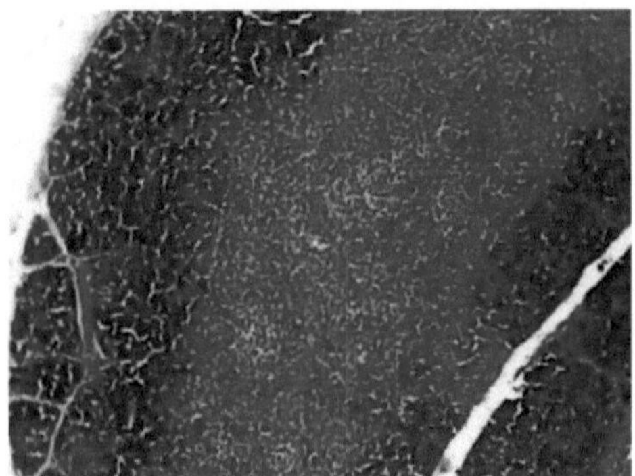

Fig. 14 : Histopatologia do timo de pintos de controlo (grupo III) - mostrando um aspecto normal; H & E x 70

4.3.3.3 Bursa

Não houve alteração histológica até 6-8 dias de pós-infecção (PI). Aos 8 dias de IP, observou-se um ligeiro esgotamento dos folículos linfóides. Aos 12 dias de IP, observou-se um desbaste de córtex, linfocitólise e depleção difusa dos folículos linfóides (Fig.15). Para além destas alterações foram encontradas muitas criptas epiteliais na plicae bursal, presença de cistos no epitélio de revestimento, espaços císticos interfoliculares e intrafoliculares (Fig. 16). Entre 14-18 dias PI, a linfocitose medular foi proeminente.

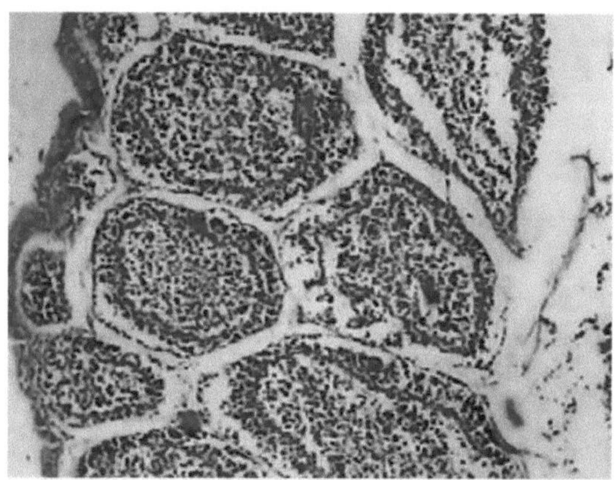

Fig. 15 : Histopatologia da bursa Fabricius de pintos infectados (grupo I) - mostrando depleção dos folículos bursal com proeminência da junção cortico-medulária; H & E x 70

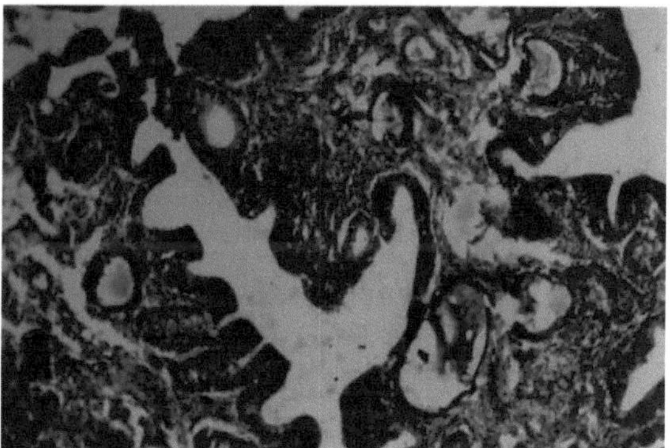

Fig. 16 : Histopatologia da bursa Fabricius de pintos infectados (grupo I) - mostrando espaços císticos inter foliculares; H & E x 70

Entre 20-24 dias PI, observou-se o aparecimento proeminente e lavado da porção medular da bursa e o esgotamento do epitélio de revestimento e dos folículos linfóides. Aos 24th dias PI, houve alta actividade mitótica no córtex e na medula. Progressivamente, foram encontrados mais linfócitos entre 24 a 28 dias PI. Depois disso, parecia ser normal.

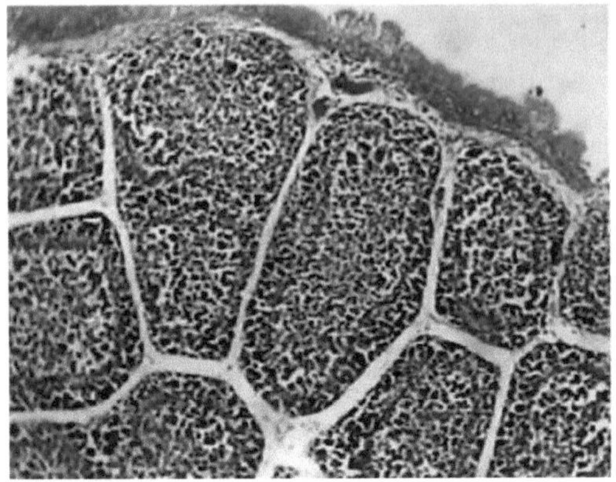

Fig. 17 : Histopatologia da bursa Fabricius de pintos de controlo (grupo III) - mostrando o aspecto normal da bursa; H & E x 70

4.3.3.4 Baço

Não houve alteração histológica até 8 dias PI. Aos 8th dias PI, houve um ligeiro esgotamento linfóide nos pintos afectados. Entre 10-14 dias após a infecção, houve uma depleção linfóide moderada a grave do baço nas aves inoculadas. Entre 14-22 dias após a infecção, foram detectadas hemorragias do baço (Fig. 18) e uma ligeira depleção linfóide nos pintos afectados.

Entre 24-28 dias PI, houve regeneração dos folículos linfóides com ligeiras hemorragias nos pintos afectados. Mais tarde, o aspecto histológico do baço foi considerado normal.

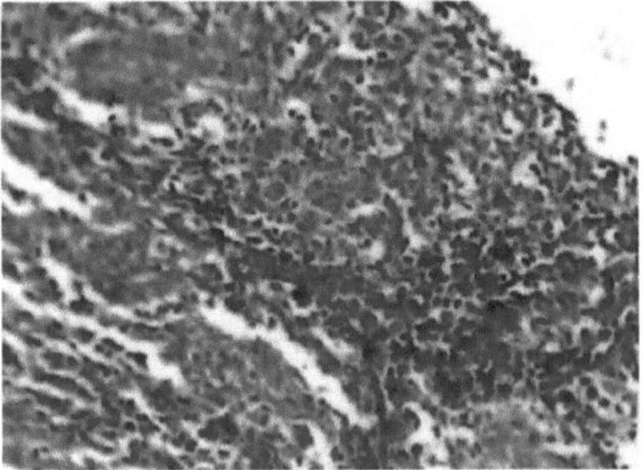

Fig. 18 : Histopatologia do baço de pintos infectados (grupo I) - mostrando hemorragias e depleção do baço, H & E x 70

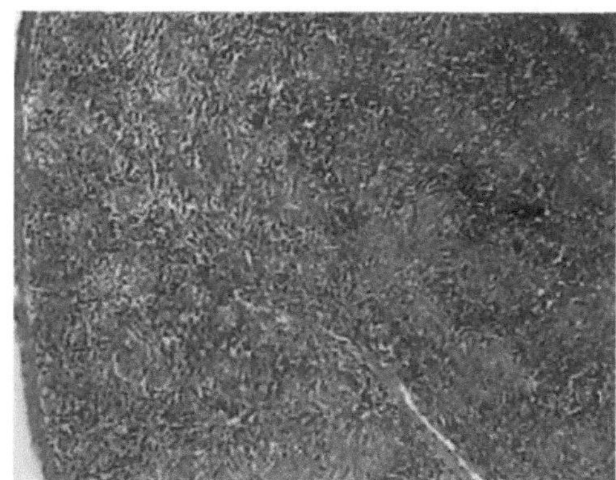

**Fig. 19 : Histopatologia do baço dos pintos de controlo (grupo III) - mostrando
aparência normal, H & E x 70**

4.3.3.5 Fígado

Não houve alteração histológica até 8 dias de PI em pintos infectados. Com 8 dias de PI, foram detectadas hemorragias sinusoidais (Fig. 20) e ligeiras alterações degenerativas nos pintos afectados. Aos 12 dias PI, foi detectada dilatação sinusoidal. Entre 14-18 dias PI, foram observadas ligeiras alterações degenerativas com ligeiras hemorragias.

Entre 18-22 dias PI, foram detectadas hemorragias sinusoidais difusas em pintos inoculados. Entre 22-28 dias PI, foram detectadas alterações regenerativas com hemorragias ligeiras. Entre 28-30 dias PI, o aspecto histológico do fígado foi considerado normal.

A incidência de lesões microscópicas era elevada na medula óssea e nos órgãos linfóides.

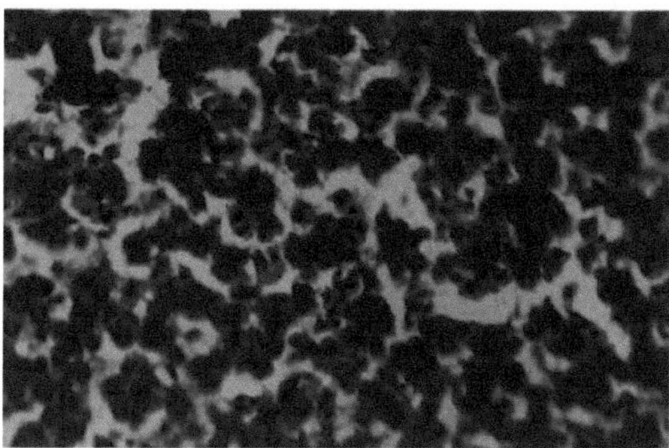

**Fig. 20 : Histopatologia do fígado de pintos infectados (grupo I) - mostrando
hemorragias sinusoidais, H & E x 280**

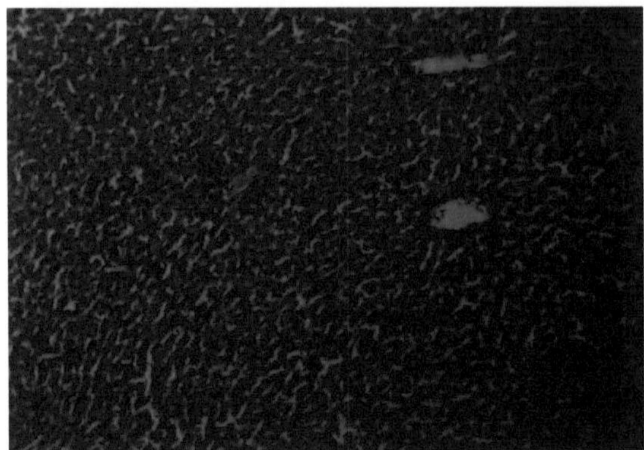

**Fig. 21 : Histopatologia do fígado de pintos de controlo (grupo III) - mostrando
aparência normal, H & E x 70**

Grupo II

Pintos de um dia de idade que foram inoculados com suspensões teciduais apenas intramuscularmente mostradas na sequência de alterações.

Sinais clínicos e lesões

Todas as aves infectadas apresentaram sinais clínicos e lesões semelhantes aos do grupo I - pintos, mas verificou-se que eram menos graves em comparação com os pintos do grupo I. As lesões foram evidentes até 21-24 dias PI e desapareceram subsequentemente.

Os pesos médios do corpo registados a 7, 10, 12, 14, 18, 21, 24, 28, 30 e 35 dias PI foram 57,0, 76,4, 90,8, 106,36, 120,0, 142,5, 173,0, 210, 224,4 e 260 gramas respectivamente (Tabela 7) (Fig. 7). Os pesos corporais mostraram diferenças significativas entre 14 e 24 dias após a infecção. Foram observadas diferenças estatisticamente significativas entre os pesos médios dos pintos do grupo II e do grupo III (controlo) (teste t).

Descobertas hematológicas

Os valores de hematócrito começaram a diminuir em 7 dias PI e caíram para 18,6 por 21 dias PI, mais tarde aumentaram ligeiramente. A média dos valores de hematócrito (VPP) registados em 7, 10, 12, 14, 18, 21, 24, 28, 30 e 35 dias IP foram 24,8, 23,6, 21,66, 20,3, 19,6, 18,6, 19,0, 22,16, 24,6 e 28,0 respectivamente (Tabela 8) (Fig. 8). As diferenças entre os valores médios de hematócrito (PCV) do grupo II e do grupo III (controlo) foram consideradas estatisticamente significativas (teste t).

As médias das percentagens de hemoglobina registadas aos 7, 10, 12, 14, 18, 21, 24, 28, 30 e 35 dias PI foram 8,0, 7,4, 6,0, 5,4, 5,0, 4,4, 5,0, 6,2, 6,5 e 8,4 respectivamente (Tabela 9) (Fig. 9). As percentagens de hemoglobina diminuíram até 21 dias PI e depois foi observada uma ligeira tendência de aumento. Foram observadas diferenças estatisticamente significativas entre as médias das percentagens de hemoglobina do grupo II e do grupo III (controlo) de aves. (teste t).

A média da contagem de glóbulos vermelhos (contagem de hemácias) registada a 7, 10, 12, 14, 18, 21, 24, 28, 30 e 35 dias PI foi de 3,2, 3,0, 2,0, 1,8, 1,4, 1,0, 1,6,2,0, 2,2 e 4,0 milhões/cmm respectivamente (Tabela 10) (Fig. 10). A contagem média de glóbulos vermelhos diminuiu até 21 dias PI e mais tarde começou a aumentar. As diferenças entre as médias das contagens de eritrócitos dos grupos II e III foram consideradas estatisticamente significativas (teste t).

Estudos histopatológicos

As lesões microscópicas foram semelhantes às observadas em diferentes órgãos de pintos infectados do grupo I. As alterações foram menos graves nos pintos do grupo II em comparação com os pintos do grupo I. **Grupo III / grupo de controlo**

O grupo III consistia em pintos de setenta (70) dias de idade que foram inoculados com 0,1 ml de água destilada servida como controlo.

Sinais clínicos e lesões

Não foram detectados sinais clínicos nem lesões grosseiras nestes pintos de controlo. A média dos pesos corporais registados a 7, 10, 12, 14, 18, 21, 24, 28, 30 e 35 dias PI foram 69,0, 80,2, 106,4, 120,8, 136,0, 152, 188, 240, 260 e 300 gramas respectivamente (Tabela 7) (Fig. 7).

Descobertas hematológicas

A média dos valores de hematócrito (PCV) estimada em 7, 10, 12, 14, 18, 21, 24, 28, 30 e 35 dias PI foi de 39, 39,5, 39,5, 38, 39, 39, 39, 39, 40, 40 e 40 respectivamente (Tabela 8)

(Fig. 8).

Aos 7, 10, 12, 14, 18, 21, 24, 28, 30 e 35 dias a média registada das percentagens de hemoglobina foi de 13,4, 13,6, 13,6, 13,0, 13,4, 13,4, 13,4, 14,0, 14,0 e 14,0 respectivamente (Tabela 9) (Fig. 9).

Os meios de contagem de glóbulos vermelhos registados a 7, 10, 12, 14, 18, 21, 24, 28, 30 e 35 dias foram 7,2, 7,5, 7,5, 6,8, 7,2, 7,2, 7,2, 8,0, 8,0 e 8,0 milhões / cmm respectivamente (Tabela 10) (Fig. 10).

Estudos histopatológicos

Não foram observadas lesões grosseiras e microscópicas na medula óssea, timo, bursa, fígado e baço, de pintos de controlo não inoculados (Fig. 12, 14, 17, 19 e 21).

4.4 MICROSCOPIA ELECTRÓNICA

As suspensões de plasma, medula óssea e fígado de pintos de 12-15 dias de idade inoculados experimentalmente foram submetidos a microscopia electrónica.

4.4.1 Plasma

Plasma de pintos anémicos infectados experimentalmente após coloração com acetato de uranilo revelado, partículas de vírus sugestivas de CAA. As partículas virais mediam cerca de $26,5 \pm 1,2$ nm com simetria Icosaédrica. As partículas do vírus eram abundantes e uniformemente espalhadas pela grelha (Fig. 22).

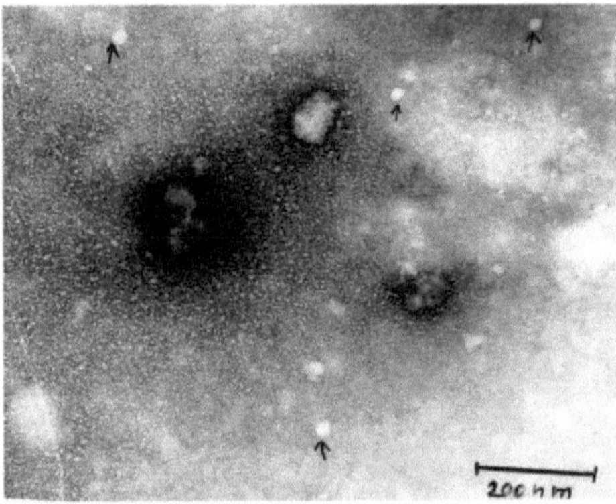

Fig. 22 : Micrografia electrónica do vírus da anemia infecciosa das galinhas no plasma de aves infectadas experimentalmente (1,00,000 X)

4.4.2 Suspensão de medula óssea

A suspensão processada após a coloração com acetato de uranilo foi examinada sob microscopia electrónica de contraste negativo. Foram encontradas partículas virais sugestivas de CIAV com cerca de 26±1,2 nm de tamanho. Tinham aparentemente uma forma icosaédrica. Foram encontradas partículas virais abundantes e uniformemente espalhadas pela grelha. (Fig. 23)

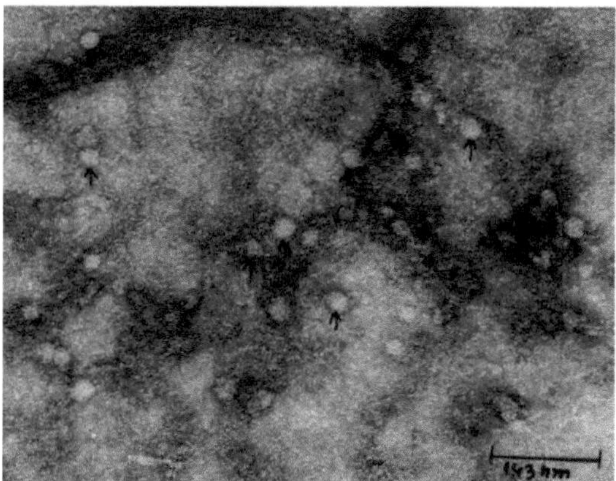

Fig. 23 : Micrografia electrónica do vírus da anemia infecciosa das galinhas em suspensão de medula óssea de aves infectadas experimentalmente (1,00,000 X)

4.4.3 Suspensão hepática

Foram encontradas poucas partículas virais sugestivas de CAA com um tamanho de 20 ± 1,4 nm. Eram de forma circular / aparentemente icosaédricas.

As amostras de soro colhidas de pintos infectados experimentalmente (Grupo I e Grupo II) mostraram resultados positivos com ELISA após 14 dias após a inoculação. As amostras de soro de aves de controlo deram resultados negativos com o ELISA.

DISCUSSÃO

A Anemia Infecciosa das Galinhas (CIA) é uma das doenças emergentes das galinhas jovens na Índia. A doença tem sido responsável por consideráveis problemas de saúde e perdas económicas para a indústria avícola. (McNulty et al., 1991, Hagood et al. (2000). Está provado que o vírus da anemia infecciosa das galinhas é um potente agente imunossupressor para os pintos muito jovens, aumentando assim a sua susceptibilidade a infecções secundárias, nomeadamente, agentes virais, bacterianos e fúngicos. Foi ainda observado que existe imunossupressão entre os vacinados e um desempenho de produção reduzido em pintos afectados em condições de campo. (Herdt et al., 2001).

A anemia infecciosa dos frangos tornou-se uma grande ameaça para os avicultores em vários distritos de Andhra Pradesh, onde existem bolsas intensivas de aves de capoeira. Só a CIA pode não causar directamente perdas aos avicultores, mas devido ao potente efeito imunossupressor do CIAV, foram observadas quebras de vacinação em bandos jovens. Paralelamente a doenças da CIA como a IBD, MD e dermatite necrótica, podem surgir tumores que levam a um aumento da mortalidade (5-20%) e perdas económicas.

Para superar estas perdas, a prevalência da CIA deve ser investigada em Andhra Pradesh, a fim de conter a doença e adaptar várias medidas profilácticas. Tendo em conta os factos supracitados, foi feita uma tentativa de estudar a sero-prevalência da doença utilizando o ELISA (kit comercial de anticorpos CAV ELISA) (Fig. 1), que ajudou na evolução de prováveis medidas profilácticas para a doença.

Foi realizado um inquérito epidemiológico para conhecer a prevalência da doença em diferentes bolsas de aves de capoeira de Andhra Pradesh. Um total de 375 amostras de soros agrupados obtidas em várias explorações avícolas de Andhra Pradesh com o historial de falhas de vacinação, apesar do calendário regular de vacinação, foram sujeitas à detecção de anticorpos contra o CIAV por ELISA.

Os resultados de ELISA mostraram que a sero-prevalência nos distritos de Hyderabad, Rangareddy, Visakhapatnam, East Godavari, Chittoor, Krishna e Guntur foi de 98, 96,66,

96,66, 96, 92,85, 89,09 e 83,33 por cento respectivamente (Quadro 4) (Fig. 2). Estes resultados indicaram provas serológicas altas e baixas nos distritos de Hyderabad (98%) e Guntur (83,33%), respectivamente. A diferença de prevalência não teve qualquer significado, de acordo com as estatísticas.

As observações de sero-evidência lançaram uma luz que, a galinha estava a possuir infecção clínica ou estado de portador devido à exposição natural, uma vez que a vacinação não é uma prática contra a CIA na Índia.

As presentes descobertas são corroboradas pelas observações de Zhou et al. (1996) onde relataram anticorpos contra o CIAV em 79 de 185 soros individuais (42%) de criadores de frangos de carne e frangos de carne, bem como de criadores de galinhas poedeiras e poedeiras de oito cidades da China. Farkas et al. (1998) demonstraram anticorpos contra o CIA no Japão. Nove dos 13 bandos de frangos (69,2%) foram considerados positivos para anticorpos contra o CIAV. Herdt de et al. (2001) relataram a presença de anticorpos da CIA em 38% dos bandos de frangos de carne examinados em idade de abate na Europa.

A razão desta elevada sero-prevalência pode dever-se à intensa produção avícola e à importação contínua de grandes pintos progenitores dos Estados Unidos nas últimas quatro décadas, onde a CIA é um problema comum.

A sero-prevalência da CIA foi elevada nas três regiões agro-climáticas de A.P. A sero-prevalência em Telangana foi de 97,5% seguida de 92,85% em Rayalaseema e 91,11% na região costeira. Não há diferença estatisticamente significativa na sero-prevalência da CIA em diferentes zonas agro-climáticas. A razão para isto pode ser a importação de pintainhos progenitores dos Estados Unidos para Hyderabad e a redistribuição para várias regiões agro-climáticas de Andhra Pradesh de acordo com a necessidade.

A maior sero-prevalência da CIA foi relatada em frangos de carne (94,81%) em todo o A.P. Da mesma forma, Chettle et al. (1989) relataram sero-prevalência da CIA em quatro bandos de frangos de carne em Inglaterra. Mais tarde Buscaglia et al. (1994) também reportaram o mesmo na Argentina. Estas descobertas coincidem com os resultados actuais.

Observou-se uma maior sero-prevalência em camadas (91,66%) em toda a A.P., independentemente da idade. Do mesmo modo, Jungpin et al. (2002) relataram sero-prevalência ao CIAV (55%) entre camadas de nove semanas de idade, de acordo com os resultados actuais. Conclui-se que a sero-prevalência do CIA era elevada tanto em frangos de carne como em poedeiras em todo o mundo. Não houve diferença estatisticamente significativa que seja observada na sero-prevalência da CIA entre as poedeiras e os frangos de carne em Andhra Pradesh.

Foi suspeito e investigado um surto sugestivo de CIA numa das explorações avícolas organizadas em Tirupati, com um bando de 23.000 aves de 13 semanas de idade. Durante o surto, a taxa de morbilidade foi de 90% e a mortalidade de 20-30%. Do mesmo modo, Jungpin et al. (2002) relataram um surto de CIA a partir de uma exploração agrícola em Taiwan com cerca de 5000 poedeiras. A morbilidade foi de 80% e a mortalidade de 55% entre as aves de nove semanas de idade. As aves afectadas mostraram sinais de fraqueza, emaciação, anorexia, palidez de favos e barbilhões. Durante o exame PM, a carcaça apareceu gravemente pálida e emaciada, palidez de todos os órgãos visuais, bursal e atrofia tímica. A medula óssea era branca amarelada com consistência gelatinosa. Foram também observadas hemorragias subcutâneas e do músculo da coxa. Da mesma forma, Chettle et al. (1989) relataram surtos de CIA em bandos de frangos de carne em Inglaterra com os sinais clínicos e lesões sugestivas de CIA. Mais tarde Venugopalan et al. (1994) e Verma et al. (2005) também reportaram um surto de CIA numa exploração avícola organizada na Índia com sinais clínicos e lesões semelhantes e confirmaram-no através da utilização de teste de imuno-peroxidase e PCR, respectivamente.

Foi recolhido sangue de algumas das aves doentes do mesmo bando afectado. Os valores de PCV variaram de 21 a 9, as percentagens de hemoglobina variam de 6,4 a 1,4 e as contagem de hemácias tão baixas como 0,5 milhões/cmm foram observadas. Goryo et al. (1987) no Japão recolheram sangue de um surto de anemia associada a CAA em pintos jovens em tubos heparinizados e foram estimados os valores de hematócrito (VCP). Os valores de VCP variavam entre 16,0 ± 8,8. Confirmaram a doença através da reprodução experimental em pintos de um dia de idade utilizando suspensão celular MDCC-MSB1 infectada. ($10^{5.5}$ TCID50 / 0,1 ml). Verma et al. (2005) na Índia recolheram sangue de alguns dos pintos doentes e foram estimados parâmetros hematológicos como PCV e Hb%. O valor médio do volume de células embaladas (PCV) foi de 15 e a percentagem de hemoglobina foi de 6 gm/dl. Confirmaram a doença realizando PCR e reprodução experimental em pintos com um dia de SPF usando 20% de suspensão de tecido.

As amostras de soros convalescentes colhidas do bando afectado foram submetidas a ELISA e todas foram consideradas positivas aos anticorpos da CIA. Com base em sinais clínicos, achados hematológicos, histopatologia e teste ELSIA, a doença foi diagnosticada como anemia infecciosa das galinhas.

Foi realizada uma experiência em pintos utilizando extractos de tecido com e sem imunossupressores, a fim de estudar o padrão de doença e reprodução do mesmo. O grupo I recebeu droga + extracto, o grupo II recebeu apenas extracto e o grupo III controlo.

Todo o grupo I de pintos infectados mostrou depressão moderada a grave, anemia, emaciação e perda de peso (Fig. 3). Estes sinais clínicos eram evidentes por 7-10 dias PI e persistiram até 21-24 dias PI. Estas descobertas estavam de acordo com as descobertas de Yuasa et al. (1979), que relataram que os pintos afectados apresentavam depressão do aumento de peso corporal e anemia, particularmente entre 14 e 21 dias de PI. Mais tarde, Taniguchi et al. (1982) e Toro et al. (1997) também relataram os achados semelhantes. Os pintos infectados do grupo II também mostraram sinais clínicos semelhantes, mas com menor gravidade. Os pintos do grupo III (de controlo) não mostraram sinais clínicos e eram saudáveis.

No presente estudo, durante o exame post mortem, foram observadas lesões grosseiras como medula branca amarelada com consistência gelatinosa, atrofia do timo (Fig. 5) e bursa. Palidez e atrofia do baço (Fig. 6), palidez e dilatação de hemorragias hepáticas, subcutâneas e musculares (músculo da coxa) (Fig. 4) também foram observadas. Estas lesões foram evidentes até 21-24 dias PI e subsequentemente iniciou-se a recuperação. Estas foram uma coincidência com as descobertas de Yuasa et al. (1979) que também observaram medula branca amarelada, atrofia marcada do timo e bursa Fabricius, inchaço e descoloração do fígado e por vezes hemorragia em todo o corpo. Taniguchi et al. (1982) e Toro et al. (1997) também observaram as lesões semelhantes no seu estudo experimental. Os pintos infectados do grupo II apresentaram as mesmas lesões brutas que os do grupo I, mas com menor gravidade. Não foram observadas lesões grosseiras no grupo III (controlo) de pintos.

No grupo I infectou pintos, a média de pesos corporais começou a diminuir a partir de 7th dias com uma diminuição máxima entre 14-24 dias PI (Tabela 7) (Fig. 7). Não houve perda de peso observada nos pintos do grupo III (controlo). No grupo II também se observou uma diminuição do peso corporal dos pintos infectados, mas comparativamente menos do que os pintos do grupo I. A diferença entre os pesos corporais médios do grupo I & grupo II, grupo I & grupo III e grupo II & grupo III foi considerada estatisticamente significativa (teste t). Taniguchi et al. (1982) relataram que foi observada uma queda no peso corporal por 10 dias após a inoculação. Toro et al. (1997) também relataram uma diminuição acentuada do peso corporal entre os dias 14 e 21 PI. Estas constatações foram semelhantes aos resultados actuais. As perdas de peso corporal de uma semana a três semanas podem ser devidas à má utilização de ração pela galinha durante a fase de infecção em que, nos valores hematológicos, também foram observadas alterações em vários órgãos de forma conspícua. Assim, um efeito cumulativo de todos os factores pode ser atribuído às perdas evidentes de pesos corporais.

Foram observadas alterações marcadas em vários parâmetros hematológicos como PCV, percentagens de Hb, contagem de hemácias em pintos infectados (grupo I e grupo II). A média dos valores de VCP dos pintos do grupo I começou a diminuir em 7 dias PI, com uma diminuição acentuada até 14,2 por 24 dias PI. Mais tarde mostrou uma tendência crescente (Tabela 8) (Fig. 8). Foi detectada uma diferença mais significativa nos valores de VPC entre 14 e 24 dias PI. Os pintos infectados do grupo II apresentaram alterações semelhantes nos valores de VPC, com uma diminuição máxima de 18,6 por 21 dias de PI, tendo depois começado a aumentar. Os valores médios de VCP dos pintos de controlo (Grupo III) eram normais, variando entre 38-40 (Tabela 8) (Fig. 8).

Rosenberger e Cloud (1989b) relataram que a anemia era geralmente definida como um valor de hematócrito inferior ou igual a 27%, mas um limite de 25% também pode ser mais apropriado. Goodwin et al. (1991) definiram a anemia como um VCP inferior ou igual a 23%, 25%, 26%, 28%, 31% e 30% respectivamente para os pintos 3, 7, 14, 21, 28 e 35 dias de idade. Os pintos saudáveis tinham valores de VCP entre 35-40%.

Foram observadas diferenças estatisticamente significativas entre a média dos valores PCV do grupo I & grupo II, grupo I & grupo III e pintos do grupo II & grupo III (teste t). Yuasa et al. (1979) relataram que por 14-21 dias PI, os pintos afectados tinham anemia grave com um valor de hematócrito inferior a 20%. Mais tarde Taniguchi et al. (1983), Liu et al. (1997b) e Toro et al. (1997) também relataram os resultados semelhantes que, os valores de hematócrito começaram a diminuir em 7 dias PI e um declínio significativo nos valores de hematócrito (VPC) foram observados entre 14 e 21 dias PI. As constatações foram coincidentes com os resultados actuais.

No presente estudo, as percentagens médias de hemoglobina dos pintos do grupo I começaram a diminuir 7 dias PI, com uma diminuição máxima de 2,0% aos 24 dias PI, depois mostraram uma tendência crescente (Tabela 9) (Fig. 9). A média de Hb% de pintos do grupo III (controlo), variando entre 13 a 14%, foi normal. No grupo II, foram observadas alterações semelhantes às dos pintos infectados do grupo I, mas com uma intensidade menor. Concluiu-se que a diminuição máxima de Hb% detectada por 24 dias PI em pintos do grupo I e por 21 dias PI em pintos do grupo II. As diferenças entre Hb% do grupo I & grupo III, grupo I & grupo II e grupo II & grupo III foram encontradas como sendo estatisticamente significativas (teste t). Observou-se que as alterações na média de Hb% estavam de acordo com as alterações nos valores médios do VPC, uma vez que estavam inter-relacionados. Não houve relatos anteriores sobre Hb% em pintos anémicos infectados experimentalmente.

A média da contagem de glóbulos vermelhos observada nos pintos do grupo I mostrou uma diminuição até 0,6 milhões/cmm por 24 dias PI. Mostraram uma diminuição acentuada entre 14-24 dias PI (Tabela 10) (Fig. 10). Os pintos do grupo II também mostraram uma diminuição semelhante, mas com uma menor gravidade. No grupo II a diminuição máxima de pintos foi observada em 21 dias PI, depois começou a aumentar. A contagem média de hemácias do grupo III (controlo) de pintos foi considerada normal (variando entre 6-8 milhões/cmm). Foram observadas diferenças estatisticamente significativas entre as contagens médias de hemácias do grupo I & grupo III, grupo I & grupo II e pintos do grupo II & grupo III (teste t). Estes resultados estavam de acordo com Yuasa et al. (1979) que relataram que a contagem de hemácias era inferior a $1.000.000/mm^3$ por 14-21 dias PI em pintos gravemente afectados. Mais tarde Taniguchi et al. (1982) também relataram resultados semelhantes.

Conclui-se finalmente que todos os valores hematológicos começaram a diminuir em sete dias PI e persistiram até aos 21-24 dias PI. A diminuição foi observada até 24 dias PI em pintos do grupo I e até 21 dias PI em pintos do grupo II. Isto pode ser devido ao efeito imunossupressor da betametasona. Para além destes, foram observados sinais clínicos e lesões mais graves em pintos do grupo I pela mesma razão. Estas descobertas estavam de acordo com Bulow et al. (1987) que relataram que a imunossupressão química por betametasona agrava os sinais e lesões da CIA. Os resultados hematológicos mostraram uma tendência crescente após 24 dias de PI e quase chegaram ao normal em 35 dias de PI. A razão foi a medula óssea, que é uma fonte de células precursoras de hemopoetia, mostrou alterações degenerativas por 6 dias de PI e regeneração por 24 dias de PI, quase normal por 35 dias de PI. Isto estava de acordo com os resultados de Taniguchi et al. (1982) que relataram que a anemia induzida pelo CIAV poderia estar intimamente relacionada com a função da medula óssea.

No presente estudo experimental, foram estudadas alterações histopatológicas sequenciais na medula óssea, timo, bursa, baço e tecidos hepáticos.

Na medula óssea dos pintos do grupo I, não foram detectadas alterações histológicas até 6 dias PI. Aos 8 dias PI, observou-se um depleção celular difusa e moderada. Entre 10-16 dias PI, observou-se um depleção grave de células eritróides e mielóides que foram ocupadas por tecido adiposo (Fig.11). Entre 28-30 dias PI, havia eritrócitos maduros abundantes e, mais tarde, a medula pareceu quase normal. Estes resultados estão de acordo com as descobertas de Taniguchi et al. (1983) e Smyth et al. (1993). A anemia induzida por CAA foi considerada como sendo causada pela produção inadequada de eritrócitos maduros como resultado de uma desordem da medula óssea, a julgar pelos achados do sangue periférico e pelas alterações patológicas. As alterações hemorrágicas podem ter sido derivadas de anemia aplástica envolvendo trombopoiese. Em comparação com estas alterações, foram observadas alterações menos graves na medula óssea dos pintos do grupo II afectados. No grupo III (controlo) de pintos, a medula óssea parece ser normal.

No timo dos pintos do grupo I, nos dias 8 PI, observou-se um esgotamento marcado dos linfócitos do córtex e apenas algumas ilhas de linfócitos maduros. Entre 10-16 dias PI, observou-se um depleção linfóide grave do córtex, que se assemelhava mais à medula (Fig 13). Estas alterações degenerativas foram observadas até 22 dias PI e depois foram observadas alterações regenerativas com actividade mitótica. Por 30-35 dias de PI, o timo parece estar quase normal. No grupo II também foram detectadas alterações semelhantes com menos severidade. O timo dos pintos do grupo III (controlo) parece ser normal. Estas alterações foram semelhantes às descobertas de Taniguchi et al. (1983) que relataram que, os linfócitos tímicos eram indispensáveis à função hematopoiética para produzir células eritrócitas.

No grupo I, não foram detectadas alterações histológicas em bursa Fabricius até 8 dias PI. Aos 12 dias PI, houve desbaste do córtex, linfocitólise, esgotamento difuso dos folículos linfóides(Fig 15), presença de cistos no epitélio de revestimento, espaços císticos inter e intra foliculares(Fig 16) foram observados. Entre 14-18 dias PI, a linfocitose medular foi proeminente. Entre 20-24 dias, foi observada a aparência proeminente da bursa lavada. Posteriormente foram detectadas alterações regenerativas e a bursa apareceu normal por 30-35 dias PI.

Concluiu-se que a degeneração e atrofia de órgãos linfóides como o timo e a bursa poderia ser uma das razões da imuno-supressão induzida pelo CIAV. No grupo II, as alterações foram menos severas em comparação com os pintos do grupo I. A aparência de bursa dos pintos do grupo III foi considerada normal.

No baço dos pintos do grupo I, o esgotamento linfóide moderado a severo foi detectado entre 10-14 dias PI. Entre 14-22 dias PI, foram observadas hemorragias do baço (Fig. 18) e depleção linfóide. Entre 24-28 dias PI, houve regeneração dos folículos linfóides; depois pareceu ser normal. No fígado dos pintos do grupo I, aos 8 dias PI, foram detectadas hemorragias sinusoidais (Fig. 20) e ligeiras alterações degenerativas. Entre 1422 dias PI, foram detectadas hemorragias sinusoidais difusas com alterações degenerativas. Entre 24-28 dias de PI, foram observadas alterações regenerativas; depois disso, quase que parecia normal. Alterações semelhantes, mas com menos gravidade, foram detectadas em pintos do grupo II. Nos pintos do grupo III, o fígado e o baço foram detectados como normais.

Conclui-se que a degeneração e necrose do fígado e do baço pode ter resultado de hipoxia induzida secundariamente por anemia grave.

Todas estas alterações histológicas detectadas em diferentes tecidos, nomeadamente medula óssea, timo, bursa, baço e fígado, estavam de acordo com os resultados de Yuasa et al. (1979) e Taniguchi et al. (1983), que relataram que, 8 dias após a inoculação, ocorreu hipoplasia e subsequentemente aplasia em toda a medula óssea. Atlast, a medula óssea voltou ao estado normal 32 dias após a inoculação ou mais tarde. No timo das aves afectadas, o esgotamento dos linfócitos corticais foi observado após 8 dias PI. Concluiu-se que, os pintos inoculados com CAA, medula óssea, timo e bursa foram afectados com maior frequência, seguidos de ligeiras alterações no baço e fígado. Mais tarde, Jeurissen et al. (1992) e Smyth et al. (1993) também relataram as descobertas semelhantes.

Todas estas alterações histológicas indicaram que, o CIAV tinha efectuado a maturação de células imunológicas como a célula T, célula B e macrófago, etc., levando a imunossupressão severa e abrindo caminho para outras infecções simultâneas, como a IBD, MD, etc.

Os sinais clínicos, sero-prevalência evidenciada por alterações patológicas macro e microscópicas, observações hematológicas que sugeriam a CIA foram ainda apoiadas por observações morfológicas do CIAV sob microscópio electrónico.

As suspensões de plasma, medula óssea e fígado de pintos de 12-15 dias de idade infectados experimentalmente foram submetidos a microscopia electrónica. No plasma de pintos anémicos infectados experimentalmente após coloração com acetato de uranilo, foram observadas partículas de vírus sugestivas de CAA (Fig. 22). Mediam cerca de 26,5+1,2 nm, que se verificou terem aparentemente simetria icosaédrica. Foram detectadas partículas abundantes de vírus que se espalharam pela rede. Goodwin et al. (1991) demonstraram partículas de CIAV no plasma de pintos anémicos após coloração com ácido fosfotúngstico. Foram observadas partículas do vírus da anemia infecciosa das galinhas medidas cerca de 18+1,0 nm que se espalharam pela grelha, mas nunca foram encontradas em agregados. A diferença no tamanho do vírus deveu-se à alteração da mancha de contraste negativo, porque o tamanho do CAA, é marcadamente afectado pela utilização de diferentes manchas de contraste negativo.

Na suspensão da medula óssea de pintos anémicos infectados experimentalmente após coloração com acetato de uranilo, foram encontradas partículas virais sugestivas de CIAV (Fig. 23). Mediam cerca de 26+1,2 nm com uma simetria aparentemente icosaédrica. Foram observadas partículas virais abundantes do que no plasma. Estes resultados estavam de acordo com as descobertas de Mc Nulty et al. (1990) que relataram que, um grande número de partículas CAA foram observadas em preparações purificadas de medula óssea e material de cultura após coloração com acetato de uranilo.

As partículas virais medindo cerca de 26,5+1,2 nm com simetria aparentemente icosaédrica foram detectadas. Mais tarde Brentano et al. (1991) também relataram descobertas semelhantes.

No presente estudo, foi encontrado menos número de partículas virais sugestivas de AAC em suspensões hepáticas de pintos infectados experimentalmente. Mediam cerca de 20+1,4 nm com forma circular/ icosaédrica. Estes resultados estavam de acordo com as descobertas de Mc Nulty et al. (1990) e Brentano et al. (1991).

Concluiu-se que, foram detectadas partículas virais abundantes na medula óssea, seguidas pelo plasma porque o CAV é altamente específico para a medula óssea, o que leva a alterações degenerativas no sistema hemopoiético. Foi detectado um menor número de partículas virais em suspensão hepática porque foram observadas ligeiras alterações degenerativas no tecido hepático.

Estas observações sugerem que os investigadores poderiam recolher os materiais em 50% de glicerol salino para isolamento, identificação, caracterização e estudos moleculares.

Assim, com base em sinais clínicos, lesões, alterações histopatológicas, descobertas hematológicas em infecção experimental e demonstração de vírus por microscopia electrónica, a doença foi confirmada como anemia infecciosa da galinha. Este é o primeiro relatório de anemia infecciosa das galinhas em Andhra Pradesh. Além disso, é necessário um estudo epidemiológico exaustivo, juntamente com a caracterização molecular do vírus e o desenvolvimento de uma boa vacina que ajude a controlar a doença na galinha.

SÍNTESE

A anemia infecciosa das galinhas (CIA), uma doença dos frangos jovens, é causada por um vírus do girovírus do género Circoviridae, pertencente à família Circoviridae. A doença é caracterizada por anemia aplástica e atrofia linfóide generalizada com uma imuno-supressão concomitante. Consequentemente, a CIA é frequentemente complicada por infecções virais secundárias, bacterianas e fúngicas, levando a um aumento da mortalidade e perdas económicas. Foram encontradas provas serológicas de infecção amplamente disseminada em muitos países. Isto justifica a necessidade de determinar o estatuto epidemiológico da doença em Andhra Pradesh. Assim, o presente estudo foi realizado para determinar a sero-prevalência da anemia infecciosa das galinhas e para estudar a reprodução experimental da doença a partir de amostras de surtos de campo em Andhra Pradesh.

Um total de 375 amostras de soro combinadas foram recolhidas em diferentes distritos de Andhra Pradesh, onde houve historial de quebras de vacinação apesar de vacinação de aves, de acordo com o calendário de vacinação. Para além destas, foram também recolhidas amostras de soro de alguns dos bandos saudáveis. Todas as amostras de soro foram testadas utilizando o kit CAV - anticorpos ELISA disponível comercialmente. (Laboratórios IDEXX). Com base nos resultados do ELISA, foi confirmado que, em Andhra Pradesh, houve uma elevada sero-prevalência da CIA, tanto em frangos de carne como em poedeiras de diferentes grupos etários.

Foi observado um surto suspeito da CIA numa das explorações avícolas organizadas em Tirupati. Foram colhidas e testadas amostras de soro convalescente por ELISA e a doença foi confirmada como CIA. Foram preparadas e utilizadas suspensões teciduais de medula óssea, timo e bursa para a reprodução experimental da doença em pintos com um dia de idade. Os pintos mostraram os sinais clínicos e lesões semelhantes aos da CIA. Foram observadas alterações histopatológicas características na medula óssea, timo, bursa, baço e fígado de pintos infectados experimentalmente.

Foram realizados outros estudos para demonstrar o CIAV por microscopia electrónica. Assim, foram preparadas suspensões de plasma, medula óssea e fígado a partir de pintos infectados experimentalmente aos 12 dias PI. Foram submetidos a microscopia electrónica (Ruska Labs, Rajendra Nagar). Na microscopia electrónica, foram detectadas partículas virais abundantes na medula óssea, seguidas de plasma. Nas suspensões hepáticas, foi identificado um menor número de partículas virais. As partículas virais foram sugestivas de CIAV medindo cerca de 20,2 a 26,2 nm de tamanho com simetria icosaédrica.

Amostras de soros convalescentes de galinhas infectadas experimentalmente foram positivas para anticorpos contra a anemia infecciosa das galinhas por ELISA.

Com base nestes resultados, concluiu-se que a CIA está presente no Andhra Pradesh com elevada sero-prevalência. Daí que tenham de ser desenvolvidas medidas apropriadas para o controlo da doença.

LITERATURA CITADA

Adair B M, Mc Neilly F, Mc Connell C D G, Todd D, Nelson R T e Mc Nulty M S 1991 Efeitos do agente da anemia das galinhas na produção de linfocitos e transformação linfocitária em galinhas infectadas experimentalmente. Doenças das aves 35: 783-792.

Allan G M, Smyth J A, Todd D e Mc Nulty M S 1993 Hibridização in situ para a detecção do vírus da anemia das galinhas em formalina - fixa, parafina - secções embutidas. Doenças das aves 37: 177-182.

Aly M M M, Hassan M K, Luschow D e Hafez H M 2004 Síndrome de atordoamento associado ao subgrupo J do vírus da leucose aviária e anemia infecciosa das galinhas em bandos de frangos de carne no Egipto. Arquivo - peles - geflugel - kunde, 68 (2) : 57-61.

Bhardwaj N, Kataria J M, Dhama K, Sylvester A S e Senthil Kumar N 2003 Detecção do vírus da anemia das galinhas e do reovírus aviário por reacção em cadeia da polimerase e teste de anticorpos fluorescentes em vários tecidos de pintos co-infectados experimentalmente. Revista Indiana de Imunologia Microbiológica Comparativa Doenças Infecciosas. 24 (2): 125-131.

Bickford A A A 1972 Inclusão da hepatite corporal nas galinhas. Poultry Digest 31: 345-347.

Bisgaard M 1983 Uma doença hemorrágica associada à idade e ao rebanho reprodutor em frangos de carne dinamarqueses. Nord Vet. Med. 35: 397-407.

Bounous I D, Goodwin M A, Brooks R L Jr, Lamicchane C M, Campagnoli R P, Brown J e Snyder D B 1995 Imunossupressão e sinalização intracelular de cálcio em bpleenócitos de pintos infectados com o vírus da anemia das galinhas, isolado CL-1. Doenças das Aves 39: 135-145.

Brentano L, Mores N, Wentz I, Chandratilleke D e Schat K A 1991 Isolamento e identificação do vírus da anemia infecciosa das galinhas no Brasil. Doenças das aves35(4):793-800.

Brown K, Browning G F, Scott P C e Crabb B S 2000 Clone infeccioso a todo o comprimento de um isolado patogénico australiano do vírus da anemia das galinhas. Australian Veterinary Journal78:9.

Bulow V V e Schat K A 1997 Anemia infecciosa da galinha. páginas 739-756 In: Doenças das aves de capoeira. Capítulo 30. Iowa State University Press, Ames, IA.

Bulow V V, Witt M e Rudolph R 1987 Auswirkungen Immunologischer defékte bei huhnerkukenim Zusammenhang mit der aviaren infektiosen anamie. Em Bevicht des 17. Kongresses der deutschen Veterinarmedizinischen Gesellschaft pp.384-390. Deutsche Veterinarmedizinische Gesellschaft, Gieben.

Buscaglia C, Crosetti C F e Pablo N 1994 Identificação da anemia infecciosa das galinhas, isolamento do vírus e reprodução da doença na Argentina. Patologia aviária 23: 297-304.

Calnek B W, John B H, Beard C W, Mc Dougald L R e Saif Y M 1997 Diseases of Poultry, 10th edition, Mosby - Wolfe Publication.

Chandratilleke D, Connell P O e Schat K A 1991 Caracterização das proteínas do vírus da anemia infecciosa das galinhas com anticorpos monoclonais. Doenças das aves 35: 854-862.

Chettle N J, Eddy R K, Wyeth P J e Lister S A 1989 Um surto de doença devido a agente de anemia em frangos de carne em Inglaterra. Registo Veterinário 124: 211-215.

Chettle N J, Eddy R K, Saunders J e Wyeth P J 1991 Uma comparação de testes de seroneutralização, imunofluorescência e imunoperoxidase para a detecção de anticorpos ao agente da anemia da galinha. Registo Veterinário 128: 304-306.

Chunghwei Y, Shien J, Tsai H J, Yao C H, Shein J H e Tsai J H 2003 Comunicação breve: estudo serológico sobre os anticorpos contra a encefalomielite aviária e a anemia infecciosa das galinhas em bandos de frangos de carne e de reprodutores das zonas norte e central de Taiwan. Taiwan Veterinary Journal 29 (3) : 282-286.

Classens J A J, Schriev C C C, Mockett A P A, Jagt E H J M e Sondermeijer P J A 1991 Clonagem molecular e análise da sequência do genoma do agente da anemia das galinhas. Journal of Genetic Virology 72 : 2003-2006.

Cloud S S, Littlehoj H S e Rosenbger J K 1992 Disfunção imunitária após infecção com agente de anemia de galinha e vírus da doença infecciosa bursal. I. Alterações cinéticas de subpopulações de linfócitos aviários. Imunologia Veterinária e Imunopatologia 34: 337-352.

Coles E H 1986 Veterinary Clinical Pathology. W.B. Saunders Co., (Philadelphia) pp.445446.

Cunningham S C, Lew A M e Tannock G A 2001 A antigenicidade da anemia da galinha - proteína do vírus VP3 (Apoptin) Patologia Aviária 30: 613-619.

Davidson I, Kadem M, Borochovitz H, Kass N, Ayali G, Hamzani E, Perelman B, Smith B e Perk S 2004 Infecção pelo vírus da anemia infecciosa das galinhas em bandos comerciais israelitas: amplificação do vírus, sinais clínicos, desempenho e estado de anticorpos. Doenças das aves 48 (1) : 108-118.

Dhama K, Kataria J M, Dash B B B, Senthil Kumar N e Tomar S 2002a Anemia infecciosa da galinha (CIA) : A review, Indian Journal of Comparative Microbiology Immunology Infectious Diseases 23 (1) : 1-15.

Dhama K, Kataria J M, Senthil Kumar N, Tomar S e Dash B B 2002b Normalização e aplicação de reacção em cadeia da polimerase e técnicas imunofluorescentes indirectas para a detecção do vírus da anemia das galinhas. Indian Journal of Comparative Microbiology, Immunology, Infectious Diseases 23 (2) : 111-122.

Dren C N, Koch G, Kant A, Verschueren C A J, Eb - AJ - Van - der, Noteborn - M N M e Vander Eb - A T 1994 A hot start PCR for the laboratory diagnosis of CAV, international symposium on infectious bursal disease and chicken infectious anemia, Rauischholzhausen, Alemanha, 21-24 de Junho 413-420, 4th simpósio da Associação Mundial de Aves de Capoeira Veterinária 15 ref.

Dren C N, Kant A, Roozelaar D J, Hartog V L, Noteborrn M H M e Koch G 2000 Estudos sobre a patogénese da infecção pelo vírus da anemia infecciosa das galinhas em frangos com seis semanas de idade SPF. Acta - Veterinaria - Hungarica 48 (4) : 455-467.

Engstrom B E e Luthman B 1984 Doença das asas azuis das galinhas: sinais, patologia e transmissão natural. Patologia das aves 13: 1-12.

Fadly A M e Winterfield R W 1973 Isolamento e algumas características de um agente associado à hepatite corporal de inclusão, hemorragias, e anemia aplástica em galinhas. Doenças das aves 17: 182-193.

Farkas T, Maeda K, Sugiura H, Kai K, Hirai K, Otsuki K e Hayashi T 1998 Um levantamento serológico de galinhas, codornizes japonesas, pombos, patos e corvos para anticorpos contra o vírus da anemia das galinhas (CAV) no Japão. Patologia Aviária 27 : 316-320.

Firth G A and Imai K 1990 Isolation of chicken anemia agent from Australian poultry, Australian Veterinary Journal 67 : 8.

Fussel W 1998 Estratégias da indústria avícola para o controlo de doenças imunossupressoras. Ciência das aves de capoeira 77: 1193-1196.

Gelderblom H, Kling S, Lunrz R, Tischev I e Bulow V V 1989 Caracterização morfológica do agente da anemia das galinhas (CAA). Arquivos Virologia 109: 115-120.

Goodwin M A, Brown J, Shalan L, Miller S L, Smettzer M A, Steffens W L e Wattman W D 1989 Anemia infecciosa causada por um vírus parvo como o vírus dos frangos de carne da Geórgia. Avian

Doenças 33: 438-445.
Goodwin M A, Steffens W L, Davis J F, Brown J F, Latimer K S e Dickson T G 1991 Diagnóstico de infecções pelo chamado agente da anemia das galinhas : Anemia e detecção microscópica electrónica de transmissão directa de vírus. Doenças das aves 35: 869-871.

Goodwin M A, Brown J, Smettzer M A, Girshick T, Miller L S e Dickson T G 1992a Relação dos títulos comuns de anticorpos patogénicos aviários em -called chicken anemia agent (CAA) - anticorpos - pintos positivos aos títulos em CAA - anticorpos - pintos negativos. Doenças das Aves 36: 356-358.

Goodwin M A, Brown J, Davis J F, Girschick T, Miller S L, Noldgren R M e Rodenberg J 1992b Comparações de volumes de células embaladas (PCVs) a partir do chamado agente de anemia de galinha (CAA; um vírus) - frangos de carne livres para PCVs a partir de

CAA - agente patogénico específico livre - chifres de perna livres. Doenças das Aves 36: 1063-1066.

Goryo M e Okado K 1994 Histopatologia em pintos duplamente inoculados com o vírus da anemia das galinhas e o vírus da doença de Marek em várias idades. Simpósio Internacional sobre a Doença Bursal Infecciosa e a anemia infecciosa das galinhas. Rauischholzhausen, Alemanha, pp. 392405.

Goryo M, Yoshihisa S, Takahiko S, Takashi U e Chitoshi I 1987 Fim da anemia associada ao agente da anemia das galinhas em pintos jovens. Japan Journal of Veterinary Science 49(5): 867-873.

Goudar M S e Arun C S, 1992 Anemia infecciosa das galinhas - Uma nova ameaça às aves de capoeira ? Poultry Advisor vol. XXV, número XII.

Hagood L T, Kelly T F, Wright J C e Hoerr F J 2000 Avaliação do vírus da anemia infecciosa das galinhas e factores de risco associados com a doença e perdas de produção em frangos de carne. Doenças das aves 44 (4) 803-808.

Helmboldt C F e Frazier M N 1963 Corpos de inclusão hepática aviária de desconhecidos significado. Doenças das Aves 7: 446-450.
Herdt de, Bosch V G, Ducatelle R, Uyttebrock E e Schrier C 2001 Epidemiologia e importância das infecções pelo vírus da anemia infecciosa das galinhas em frangos de carne e pais de frangos de carne em circunstâncias europeias não vacinados. Doenças das aves 45: 706-708.

Hoop R K e Reece RL 1991 A utilização de imunofluorescência e coloração de imunoperoxidase no estudo da patogénese do agente da anemia em galinhas infectadas experimentalmente. Patologia Aviária 20: 349-355.

Hu L B, Lucio B e Schat K A 1993a Abrogation of age - related resistance to chicken infectious anemia by embryonal bursectomy. Doenças das aves 37: 157-169.

Hu L B, Lucio B e Schat K A 1993b Depleção de $CD4^+$ e $CD8^+$ T linfócitos subpopulações por CIA-1, um vírus da anemia infecciosa das galinhas. Doenças das aves 37: 492-500.

Hwanwoo S, Changseon S, Kim J, Kim S, Seong H W W, Song C S, Kim J H e Kim S J 1996 Detecção do vírus da anemia infecciosa das galinhas por reacção em cadeia da polimerase e coloração da imunoperoxidase com um anticorpo monoclonal. RDA Journal of Agricultural Science Veterinary 38: 2, 699-706, 39.

Jain N C 1986 In Schalm's Veterinary Hematology, Lea and Febiger, Philadelphia, 4th edition.

Jeurissen S H, Wagenaar F, Pol J M A, Van der A J E B e Noteborn M H M 1992 O vírus da anemia da galinha causa apoptose de timócitos após infecção in vivo - infecção e de linhas celulares após infecção in vitro - infecção. Diário de Virologia. 7383-7388.

Jorgensen P H, Otte L, Nielsen O L e Bisgaard M 1994 Investigações sobre a epidemiologia e o impacto económico da infecção pelo vírus da anemia aviária em frangos de carne e criadores de frangos de carne dinamarqueses. Anais do Simpósio Internacional sobre a Doença Bursal Infecciosa e a anemia das galinhas. Rauischholzhausen, Alemanha pp. 438-446.

Jungpin H, Lee M, Yi Pin L U, Huang - H, Hung H, Chien M W, Hsu J P, Lee M L, Lu Y P, Hwang H T, Huang H H H H e Chien M S S 2002 Relatório de caso: anemia infecciosa das galinhas em camadas, Taiwan Veterinary Journal 28: 2, 155-160.

Kataria J M, Suresh R P, Verma K C, Toroghi R, Kumar N S, Kataria R S e Sah R L 1999 Anemia infecciosa do frango (CIA) na Índia: detecção do agente por reacção em cadeia da polimerase e estudo de transmissão. Revista Indiana de Microbiologia Comparativa - Imunologia e Doenças Infecciosas 20: 2, 91-95.

Ledesma N, Tamar F, Casaubon M T, Lucio E e Ratz F 2001 Anemia infecciosa da galinha no México: inquérito de identificação e serologia do vírus, Doenças das aves 45: 788-796.

Liu Z G, Xu Y B, Zheng S M, Zhou Z Y, Wang X R e Yang L P 1995 Alterações das citocinas e da função imunitária em pintos infectados com o vírus da anemia das galinhas. Acta Veterinaria - et - zootechnica - Sinica. 26: 3, 233-238.

Liu Z G, Zheng S, Yanbo X U, Zhou Z, Wang - X, Yang L, Liu Z G, Zheng S M, Xu Y Y B, Zhou Z Y, Wang X R e Yang L P 1997a Alterações imunopatológicas da anemia infecciosa das galinhas, Scientia agricultura - Sinica, 30: 4, 74-82.

Liu - Z G, Zhou Z, Yanbo X U, Wang X R e Zheng - S 1997b Alterações hematopatológicas em pintos com anemia infecciosa das galinhas. Acta - Veterinaria - et - zootechnica - Sinica. 28: 5, 434-443.

Lucio B, Schat K A e Siva Prasad H L 1990 Identificação do agente da anemia da galinha, reprodução da doença, e levantamento serológico nos Estados Unidos. Doenças das aves 34: 146-153.

Lucio B, Schat K A e Taylor S 1991 Ligação directa das proteínas A, proteína G, e anti IgG conjugadas ao vírus da anemia infecciosa das galinhas. Doenças das aves 35: 180-185.

Lukert P D, De Boer G F, Dale J L, Keese P, Mc Nulty M S, Randles J W e Tischer I 1995 Família circoviridae. Em: taxonomia de vírus - classificação e nomenclatura de vírus. Sexto relatório do ICTV, Murphy F A et al. (Editor), Spinger New York, p. 166 [(Arch. Virol. (Suppl.) 10].

Mc Connell C D G, Adair B M e Mc Nulty M S 1993 Effects of chicken anemia virus on macrophage function in chickens. Doenças das aves 38: 358-365.

Mc Namee T P, Mc Cullagh J J J, Rodgers J D, Thorp B H, Ball H J, Connor T J, Mc Conaghy D e Smyth J A 1999 Desenvolvimento de um modelo experimental de condronecrose bacteriana com osteomielite em frangos de carne após exposição a Staphylococcus aureus por aerossol e inoculação com anemia de galinha e vírus da doença infecciosa bursal. Patologia Aviária 28: 26-35.

Mc Nutty M S 1991 Agente de anemia da galinha: uma revisão, Avian Pathology 20, 187-203.

Mc Nulty M S, Cannor T J, Mc Neilly F, Kirkspatrick K S e McFerran J B 1988 A serological survey of domestic poultry in the United Kingdom for antibody to chicken anemia agent. Patologia Aviária 17: 315-324.

Mc Nulty M S, Cormor T J, Mc Neilly M C e Spackman D 1989 Agente de anemia da galinha nos Estados Unidos: Isolamento do vírus e detecção de anticorpos em bandos de criadores de frangos de carne. Doenças das aves 33: 691-694.

Mc Nulty M S, Curran W L, Todd D e Mackie D P 1990 Agente de anemia da galinha : um estudo microscópico electrónico, Doenças das aves 34: 736-743.

Mc Nulty M S, McIlroy S G, Bruce D W e Todd D 1991 Efeitos económicos da infecção subclínica - agente da anemia das galinhas em frangos de carne. Doenças das aves 35: 263-268.

Miles M A, Sanjay M R e Robin W M 2001 Coinfection of specific pathogen free chickens with Marke's disease virus (MDV) and chicken infectious anemia virus: Efeito do MDV patogénico. Doenças das aves 45: 9-18.

Myrna M N, Ealey K A, Oswald W B e Schat K A 2003 Detecção do ADN do vírus da anemia das galinhas nos tecidos embrionários e nas membranas da casca do ovo. Doenças das aves 47: 662-671.

Nambiar K T K 1960 Studies on the haematology, 4th edition, Lea and Febiger, Philadelphia.

Naqi S A, Adams L G, Panigrahy B e Vivek A R 1978 indução experimental de anemia aplástica hemorrágica em galinhas I. Etiologia, Doenças das aves 22: 4, 674-683.

Noteborn M H M, de Boer G F, Van Roozeolar D J, Karreman C, Kravenburg O, Vos J G, Jeurissen S H M, Hoeben R C, Zantema A, Koch G, Van Ormondt H e Vander A J Eb. 1991 Caracterização do DNA clonado do vírus da anemia das galinhas que contém todos os elementos para o ciclo de replicação infecciosa. Journal of Virology 65: 3131-3139.

Noteborn M H M, Verschueren C A T, Van Roozelaav D J, Veldkamp S, Vander Eb A J e De Boer G F 1992 Detecção do vírus da anemia das galinhas por hibridação do ADN e reacção em cadeia da polimerase. Patologia Aviária 21: 107-118.

Nunonya T, Otaki Y, Tajsma M, Hiraga M e Saito T 1992 Ocorrência de doença infecciosa bursal aguda com elevada mortalidade no Japão e Patogenicidade de isolados de campo em frangos isentos de agentes patogénicos específicos. Doenças das aves 36: 597-609.

Otaki Y, Saito K, Tajima M e Nomura Y 1991 Detecção de anticorpos para galinha - agente de anemia : uma comparação de três testes serológicos. Patologia Aviária 20: 315-325.

Rosenberger J K, Klopp S, Eckroade R J e Krauss W C 1975 O papel do agente da doença infecciosa bursal e de vários adenovírus aviários na síndrome da anemia aplástica hemorrágica e da dermatite gangrenosa. Doenças das Aves 19: 717-729.

Rosenberger K J e Cloud S S 1989a O isolamento e caracterização do agente da anemia das galinhas (CAA) dos frangos de carne nos Estados Unidos, Doenças das aves, 33: 707-713.

Rosenberger K J e Cloud S S 1989b Os efeitos da idade, via de exposição e coinfecção com o vírus da doença infecciosa bursal sobre a patogenicidade e transmissibilidade do agente da anemia das galinhas (CAA). Doenças das Aves 33: 753-759.

Rourke D, Michalski W P e Baqust J J 1994 Reacções ELISA do vírus da anemia dos frangos - experiências práticas e problemas em bandos de aves de alta segurança - SPF. International Symposium on Infectious bursal disease and chicken infectious anemia, Rauischholzhausen, Alemanha, 2124 Junho, 456-464, 4th simpósio da World Veterinary Poultry Association 12 ref.

Sander J, Williams R, Novak R e Rogland W 1997 Hibridação in situ em esfregaços de sangue para o diagnóstico do vírus da anemia das galinhas em bandos de criadores de frangos de carne. Doenças das aves. 41: 988992.

Savic V, Tisljar M, Simpraga B, Zelenika T V A, Novak I L, Balenovic M e Krstulovic F 2003 Wittner V Situação epidemiológica na produção de aves de capoeira 2001-2002, V - Simpozij - Peradrski - Dani Zbornik - Radova - Poree - Hrvatska 14-17 Svibnja, 22-27.

Senthil Kumar N, Kataria J M, Dhama K, Sylvester S A, Rahul S e Bhardwaj N 2003 Detecção seminestética por PCR do vírus da anemia das galinhas (CAV) em galinhas infectadas experimentalmente. Indian Journal of Comparative Microbiology Immunology, Infected Diseases 24: 1, 25-28.

Smyth J A, Moffett D A, Mc Nulty M S, Todd D e Mackie D P 1993 Um estudo histopatológico e imunocitoquímico sequencial da infecção pelo vírus da anemia das galinhas com um dia de idade, Doenças das aves 37:324-338.

Snedecor G W e Cochran W G 1994 Métodos estatísticos 8th edição. Oxford e IBH Publication Co. Pvt. Ltd., Calcutta.

Soine C, Watson S K, Rybicki E, Lucio B, Nordgren R M, Pavrish C R e Schat K A 1993 Determinação do limite de detecção da reacção em cadeia da polimerase para o vírus da anemia infecciosa das galinhas. Doenças das aves 37: 467-476.

Spackman E, Cloud S S, Pope C R e Rosenberger J K, 2002a Comparação de um putativo segundo serótipo do vírus da anemia infecciosa da galinha com um protótipo isolado I. Patogénese, Doenças Aviárias 46: 945-955.

Spackman E, Cloud S S e Rosenberger J K 2002b Comparação de um putativo segundo serotipo de anemia infecciosa da galinha com um prototípico isolado II. características antigénicas e físico-químicas. Doenças das aves 46: 956-953.

Sun W, Wu - Z, Qinghai H U, Li S, Li G, Sun W, Wu ZQ, Hu Q H, Li S X e Li G 1999 Investigação preliminar sobre o diagnóstico da anemia infecciosa das galinhas por PCR, ensaio de hibridação ponto-blot e ensaio de imunofluorescência indirecta. Journal of Nanjing - Universidade Agrícola 22: 3, 69-72.

Suresh R P, Kataria J M, Verma K C e Sah R L 1995 In : Proceedings, XII Conferência Anual da Associação Indiana de Patologia Veterinária (IAVP), 9-11 de Novembro de 1995, Orissa, Índia, pp. 89.

Taniguchi T, Yuasa N, Maeda M e Horiuchi T 1982 Alterações hematopatológicas em pintos mortos e moribundos induzidas pelo agente da anemia das galinhas. Instituto Nacional de Saúde Animal Q (Japão) 22: 61-69.

Taniguchi T, Yuasa N, Maeda M e Horiuchi T 1983 Observações cronológicas sobre hemato - alterações patológicas em pintos inoculados com o agente da anemia das galinhas. Instituto Nacional de Saúde Animal Q (Japão) 23: 1-12.

Tantaswaasdi U, Sirivan P e Chaisingha A 1996 Estudos virológicos e serológicos do vírus da anemia das galinhas na Tailândia. Journal of the Thailand Veterinary Medical Association

47: 3-4, 45-56.

Taylor S P 1992 O efeito da acetona sobre a viabilidade do agente da anemia das galinhas. Doenças das aves 36: 745-754.

Tham K M e Wlodek L S 1992 Amplificação da reacção em cadeia da polimerase para a detecção directa do ADN do vírus da anemia das galinhas nos tecidos e soros. Doenças das aves 36: 1000-1006.

Todd D 2000 Circo viruses : Immunosuppressive - threats to avian species : a review, Avian Pathology 29, 373-394.

Todd D, Mackie D P, Mawhinney K A, Connor T J, Neilly F Mc e Mc Nulty M S 1990 Desenvolvimento de um ensaio de imunoabsorção enzimática para detectar anticorpos séricos para o agente da anemia da galinha. Doenças das aves 34: 359-363.

Todd D, Niagro F D, Ritchie B W, Curran W, Allan G M, Lukert P D, Latimer K S, Steffens W L III e Mc Nutty M S 1991 Comparação de três vírus animais com genomas circulares de ADN isolados. Arch Virology 117: 129-135.

Todd D, Mc Nulty M S, Mankertz Z, Lukert P D, Dale J L e Randles J W 2000 Família Circoviridae. In : taxonomia dos vírus - classificação e nomenclatura dos vírus. Sétimo relatório do ICTV. Murphy F A et al. (editores), Academic Press, Nova Iorque.

Toro H, McNulty M S e Gorzalez C 1994 Anemia da galinha no chile : detecção viral por imuno-histoquímica. Actas do Simpósio Internacional sobre Doença Bursal Infecciosa e Anemia Infecciosa da Galinha, Rauischholzhausen, Alemanha pp. 434-437.

Toro H, Ramirez A M e Larenas J 1997 Patogenicidade do vírus da anemia das galinhas (isolar 10343) para galinhas jovens e mais velhas, Avian Pathology 26: 485-499.

Toro H, Gonzalez C, Cerda L, Reyes H E e Geisse C 2000 Vírus da anemia da galinha e vírus adeno da galinha: Associação para induzir a síndrome da hepatite/hidropericárdio corporal de inclusão. Doenças das aves 44: 51-58.

Tricia L R, Skeeles J K, Jayanti K D Anderson E J e Beasley J N 1997 Identificação e caracterização parcial de Arkanas isolados de anemia das vinhas de galinha. Doenças das aves 41: 610-616.

Van Santen V L, Joineev K S, Murray C, Petrenko N, Hoerr F J e Toro H 2004 Patogénese do vírus da anemia das galinhas: comparação das vias oral e intramuscular da infecção. Doenças das Aves 48: 495-504.

Venugopalan A T, Elankumaran S, Dhinakar Raj G Murali Manohar A, Thangavelu A, Ravi Kumar G, Koteswaran A e Sundara Raj A 1994 Isolamento do vírus da anemia das galinhas em Tamil Nadu, Jornal Veterinário Indiano 7: 411-412.

Verma K C, Panisup A S, Mohanty G C e Reddy B D 1981 Doença infecciosa bursal (doença de Gumboro) e condições associadas em bandos de aves de capoeira de Andhra Pradesh. Jornal Indiano de Ciência Avícola. 16: 385-392.

Verma S, Katoch R C, Mahajan A, Sharma M, KastochV, Kataria J M e Dhama K 2005 Confirmação de um surto de anemia infecciosa das galinhas em explorações avícolas organizadas por reacção em cadeia da polimerase. Jornal Veterinário Indiano, Fevereiro 82: 119-122.

Xu Y E e Liu Z G 1995 Influência do frango - infecção pelo vírus da anemia infecciosa no sistema imunitário dos pintos. Jornal Chinês de Ciências Veterinárias 15: 1, 33-37.

Yamaguchi S, Kaji N, Munang'andu H M, Kojima C, Mase M e Tsukamoto K 2000 Quantificação do vírus da anemia das galinhas por reacção competitiva em cadeia da polimerase. Patologia aviária 29: 305-310.

Yuasa N 1983 Propagação e titulação da infecciosidade da estirpe Gifu-1 de agente de anemia de galinha numa linha celular (MDCC-MSB1) derivado do linfoma da doença de Marke. Instituto Nacional de Saúde Animal Q (Japão) 23: 13-20.

Yuasa N 1992 Efeito dos químicos sobre a infecciosidade do vírus da anemia das galinhas. Patologia Aviária 21, 315-319.

Yuasa N, Taniguchi T e Yoshiba I 1979 Isolamento e algumas características de um agente indutor de anemia em pintos. Doenças das aves 23, 2, 368-385.

Yuasa N, Imai K, Watanabe K, Saito F, Abe M e Komi K 1987, Exame etiológico de um surto de síndrome hemorrágica num bando de frangos de carne no Japão. Patologia Aviária 16:

521-526.

Zead A A A A e Mohamed I E 2003 Prevalência de um surto de vírus da anemia infecciosa das galinhas nos tubarões. Veterinary Medical Journal - Giza 51: 54, 567-585, 41.

Zheng S e Liu Z 1996 Alterações nas imunoglobulinas associadas à imunidade humoral local em pintos infectados com o vírus da anemia das galinhas. Jornal Chinês de Ciências Veterinárias 16: 3, 269-272.

Zheng S, Liu Z Gui, Zheng S M e Liu Z G 1997 Mudanças dinâmicas de anticorpos - produzindo células nos tecidos imunitários locais de pintos infectados com o vírus da anemia infecciosa das galinhas. Jornal Chinês de Medicina Veterinária 23: 1-15.

Zhou W, Yang B, Shen B, Han - S, Zhou - J e Zhou W P 1996 Um estudo serológico de anticorpos contra o vírus da anemia infecciosa das galinhas por ensaio imunofluorescente indirecto em aves domésticas na China. Doenças das aves 40: 2, 358-360.

Zhou W, Bing S, Bing Y, Supring H, Li W, Baozehn X e Jiao Z 1997 Isolamento e identificação do vírus da anemia infecciosa das galinhas na China. Doenças das aves 41: 361-364.

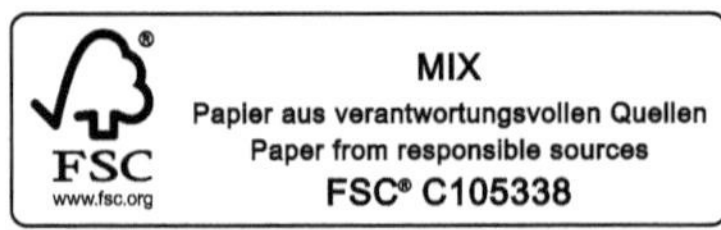

Printed by Books on Demand GmbH, Norderstedt / Germany